LA PRATIQUE

DES

ACCOUCHEMENTS,

PREMIERE PARTIE.

LA PRATIQUE

DES

ACCOUCHEMENTS.

PREMIERE PARTIE,

CONTENANT l'Histoire critique de la Doctrine & de la Pratique des principaux Accoucheurs qui ont paru depuis Hippocrate jusqu'à nos jours ; pour servir d'Introduction à l'Etude & à la Pratique des Accouchements.

Par M. ALPHONSE LEROY,

Docteur - Régent de la Faculté de Médecine de Paris, Professeur de l'Art des Accouchements & des Maladies des Femmes.

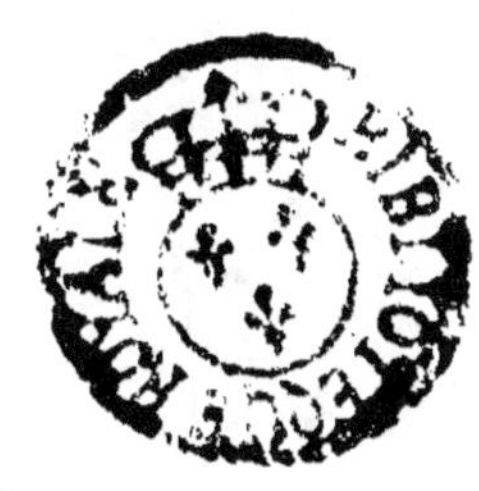

A PARIS,

Chez LE CLERC, Libraire, Quai des Augustins, à la Toison d'Or.

____

M. DCC. LXXVI.

Avec Approbation, & Privilege du Roi.

CET OUVRAGE SUR LES ACCOUCHEMENTS
EST OFFERT ET DÉDIÉ
A MESSIRE JOSEPH-MARIE-FRANÇOIS
DE LASSONE,
CONSEILLER D'ÉTAT ET DU ROI
EN SES CONSEILS,
PREMIER MÉDECIN DU ROI
EN SURVIVANCE,
DOCTEUR-RÉGENT DE LA FACULTÉ DE MÉDECINE
EN L'UNIVERSITÉ DE PARIS,
DOCTEUR AGRÉGÉ HONORAIRE
EN L'UNIVERSITÉ DE MÉDECINE DE MONTPELLIER,
AGRÉGÉ
HONORAIRE AU COLLEGE ROYAL
DES MÉDECINS DE NANCY,
MEMBRE DE L'ACADÉMIE ROYALE DES SCIENCES,
DE L'INSTITUT DE BOLOGNE:
C'EST
UN HOMMAGE RENDU
AU RANG ÉMINENT, AUX TALENTS,
AUX VERTUS,
PAR
ALPHONSE LEROY,
DOCTEUR-RÉGENT DE LA FACULTÉ
DE MÉDECINE DE PARIS.

AVERTISSEMENT.

LA seconde Partie de cet Ouvrage, dont celle-ci contient le plan, paroîtra incessamment. La matiere qui est ici traitée demande une si grande précision, l'erreur d'un mot peut être si funeste à la vie des Citoyens, que l'Auteur ne regardera comme son Ouvrage que les Exemplaires qui seront munis de la signature de son Libraire. Les Loix restent sans vigueur contre ceux qui abusent le public par leurs contrefactions : peut-être que ceux qui commettent ce premier délit ne hasarderont pas le crime de faux.

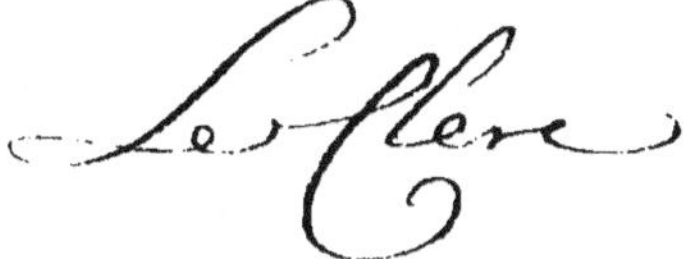

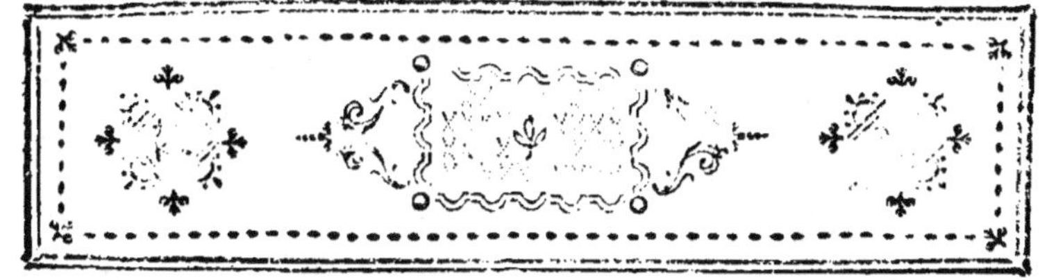

INTRODUCTION

HISTORIQUE

A L'ÉTUDE ET A LA PRATIQUE

DES ACCOUCHEMENTS.

Assez & trop long-temps peut-être, l'Histoire n'a confacré fes talents qu'à décrire les actions des hommes, qu'à perpétuer la mémoire des grands événements. Il eft temps qu'elle s'applique à nous préfenter le tableau des révolutions qu'ont éprouvé les connoiffances humaines dans chaque branche des Sciences & des Arts. Déja quelques habiles Ecrivains ont tenté dans ce fiecle, de parcourir cette nouvelle & importante carriere : un Médecin inftruit au-delà de ce que femble le comporter fon âge, vient même de donner une hiftoire de l'Anatomie non moins exacte qu'utile. Animé par ces exemples,

A

j'entreprens de tracer un Précis Hiſtorique des divers progrès de cet Art ſalutaire, qui a notre naiſſance pour objet. L'antiquité fixera d'abord mes regards ; je verrai ce qu'elle fit dans des circonſtances ſi intéreſſantes, pour le ſoulagement d'un ſexe que ſes infirmités auſſi ſouvent que ſes graces rendent digne de tous nos ſoins. Juge impartial des Anciens, je les juſtifierai des fauſſes imputations que l'ignorance ou la paſſion ont oſé leur faire, d'avoir abſolument négligé un Art ſi cher à l'humanité. Paſſant rapidement ſur la domination des Arabes, je reprendrai la chaîne des connoiſſances au moment de la renaiſſance des lettres en Europe, & j'en ſuivrai les divers chaînons juſqu'au moment où j'écris.

C'eſt ainſi qu'en raſſemblant en quelque ſorte, & les Modernes & les Anciens, il ſera facile d'apprécier ce flux & reflux d'opinions, d'idées & de ſyſtêmes qui ſe font ſuccédés, qui ſe font réciproquement détruits. On verra, & le ſpectacle ne peut guere flatter notre amour-propre ; on verra preſque toujours des voies de prudence & de douceur ſimples & ſûres, négligées pour des moyens incertains, compliqués, impraticables ; on verra l'ignorance préſomptueufe s'affeoir impérieufement fur le trône du favoir, renverfer des loix falutaires dont elle a méconnu l'admirable fimplicité, dicter le fer en main d'autres loix au détriment de l'humanité.

Mais il ne fuffit pas de démafquer l'erreur, de retracer les ravages qu'elle a caufés : cette fcene affligeante ne doit être préfentée que pour inviter à la recherche des moyens qui puiffent prévenir déformais de femblables calamités. Auffi mettrai-je à la fin de ce Précis hiftorique, un plan confolateur fur l'Art des Accouchements ; un plan dans lequel j'établirai une fuite de principes, capables de porter dans cet Art une certitude Géométrique ; & j'effaierai d'enchaîner de telle maniere, des vérités inconteftables qu'il en réfultera le jour même de l'évidence, & une méthode auffi fimple que facile à faifir.

Mon but eft de faire rentrer la nature dans fes droits, en développant l'admirable fimplicité de fa marche ; d'affurer dans tous les cas poffibles la vie des meres ; & même, dans ceux qui paroiffent les plus épineux, de conferver celle des enfants. Puiffent mes efforts être couronnés du fuccès ; puiffent-ils confoler l'humanité outragée, & raffurer les femmes fur le

A ij

danger d'une opération abſolument naturelle, & à laquelle il eſt impoſſible de ne pas prendre le plus vif intérêt, pour peu qu'on ſoit né ſenſible.

PREMIERE PARTIE.

Hiſtoire de l'Art des Accouchements avant la renaiſſance des Sciences en Europe.

Les premiers humains ne troubloient point les opérations de la mere commune de tous les êtres. Exempts, par leur vie libre & agreſte, d'un grand nombre d'infirmités, ils couloient au ſein de la paix des jours ſereins. Les meres donnoient facilement le jour aux doux fruits de l'hyménée, & comme elles rempliſſoient toute l'étendue des devoirs attachés à ce titre ſacré, elles évitoient les ſuites funeſtes qui réſultent ſi fréquemment de nos jours, de leur fauſſe délicateſſe ou de l'oubli de ces ſaintes obligations. Ces temps heureux ne ſont plus, & la nature n'a conſervé des reſtes de ce primitif Empire, que parmi ces Nations peu diſciplinées, & qui ſont connues parmi nous ſous le nom ſouvent bien injuſte de Sauvages. Partout ailleurs les inſtitutions ſociales ont plus ou moins développé le germe des infirmités, & leur

Etat primitif de l'Art.

A iij

maligne influence s'eft répandue jufque fur la naiffance de l'homme.

Dans les premiers temps dont je viens de parler , fi quelque accident extraordinaire apportoit du trouble au développement de la nature , fi la femme alarmée demandoit du fecours , elle n'en recevoit que des mains de fon fexe. Une parente , une voifine , celle enfin qui fe rencontroit pour le moment , ou à laquelle quelque expérience fembloit devoir infpirer de la confiance , fe faifoit un devoir de donner fes foins à quiconque les reclamoit. Les hommes accoutumés à cet ufage , regardoient les accouchements comme des objets qui leur étoient abfolument étrangers , la timidité , la pudeur fi naturelle aux femmes , perpétua cette coutume. Des Légiflateurs crurent même devoir leur interdire dans ces circonftances , toute autre relation qu'entre elles.

Les femmes fe prêtant ainfi de mutuels fecours , quelques-unes fe rendirent plus expertes , firent leur occupation principale de l'accouchement , & tranfmirent à d'autres le fruit de leur expérience ; tel fut l'état de l'Art dans fon origine : c'eft ce qu'il eft aifé de reconnoître en parcourant l'Hiftoire des Egyptiens & fur-tout des Hébreux ; cette derniere a même immortalisé deux Sages femmes , pour avoir refusé généreusement d'exécuter les ordres barbares que leur donna le plus cruel des Pharaons.

Les Sages-femmes acquirent aussi chez les Grecs une telle estime, qu'on leur donna le droit, au rapport de Platon , de présider aux Mariages & d'en assortir les nœuds. Le vil intérêt ne pouvoit alors présenter aucun motif ; on s'unissoit par l'attrait du cœur, par l'espoir de revivre en une nombreuse & superbe postérité , & par le desir de gagner à ce moyen si doux, la considération publique. D'autres honneurs encore leur furent décernés. Galien, Pline & Prosper Alpin , nous apprennent qu'on les plaça dans leur genre à côté des Médecins , & les titres superbes de Philosophes & de Sages , leurs furent décernés : ce dernier titre leur est même resté, & s'est perpétué jusqu'à nos jours.

Mais si l'Art des Accouchements fut d'abord confié aux femmes , si la célébrité de celles qui passoient pour les plus habiles , reflua, pour ainsi dire , sur leurs semblables, & donna le plus grand éclat à leur profession , il paroît qu'on ne tarda pas à reconnoître que ce qui concerne la science ne pouvoit être de leur ressort. Lorsqu'il fe trouva des cas qui fortirent de la fphere ordinaire , alors on fut contraint de recourir aux hommes célebres , qui faifoient profeffion de l'Art de guérir.

On n'eut pas de peine à fe convaincre que la connoiffance des fonctions de l'économie animale, dont les Sages-femmes ne pouvoient faire une étude approfondie , fourniffoit aux Médecins , quoiqu'ils n'euffent pas la pratique de l'Art des Accouchements , les moyens de furmonter les obftacles qui s'oppofoient à la fortie de l'enfant. Ces fecours qu'on ne réclamoit que dans les cas les plus difficiles , & fouvent même défefpérés , n'offrant point l'attrait du fuccès , devoient plutôt éloigner qu'inviter les Médecins à cultiver un Art fi intéreffant.

Ce n'étoit cependant que par la réunion de la fcience avec la pratique , que l'Art pouvoit faire des progrès. Leur défunion a retardé longtemps fon développement , a même concouru à perpétuer une foule de préjugés & d'erreurs. Par exemple , dans les anciens temps dont je parle , on croyoit comme bien des gens le croient encore , que les Accouchements difficiles exigeoient des bras plus forts , plus nerveux que ceux d'une femme ; cette opinion étoit fondée à quelques égards, mais en la généralisant trop, elle cessa d'être une vérité & conduisit à un abus dangereux des forces. Aussi l'engorgement, l'inflammation de la matrice, furent les suites des mauvaises manœuvres, & des efforts que firent les Accoucheurs. Ces fautes servirent toutefois au développement de l'Art : elles rapprocherent les Médecins d'une fonction qui leur étoit jusqu'alors étrangere. En opérant, ils eurent occasion de faire des observations ; il leur fallut remédier aux accidents, & bientôt ils s'occuperent de la recherche des principes ; connoissant mieux le méchanisme de l'Accouchement, ils fonderent leur théorie sur les faits, & l'Art commença à marcher d'un pas plus assuré.

Le génie d'Hippocrate acheva de perfectionner les découvertes que l'expérience avoit ébauchées. Ce grand homme nous a laissé, sur les maladies des femmes, un Traité admirable, qui nous donne à présumer qu'il avoit composé sur l'Art des Accouchements quelqu'ouvrage que le temps nous a ravi ; mais les excellens préceptes qu'on trouve encore dans les restes précieux qui nous ont été conservés, suffisent pour donner une idée de l'état où il laissa l'Art dont

nous nous occupons. Il eſt vrai que ces préceptes épars dans divers Traités, n'offrent, pour
ainſi dire, que des maximes iſolées : mais, en les
réuniſſant, il en réſulte un corps de doctrine
ſi ſimple, ſi lumineux, mais malheureuſement
ſi peu médité & ſi peu connu de nos jours, que
nous avons été amplement dédommagés du travail que nous a coûté cette réunion.

Préparatifs à l'accouchement.

De quelque nature que ſoit l'Accouchement,
Hippocrate preſcrit (1) de porter vers les parties
extérieures, & vers l'orifice de la matrice, des
huiles chaudes, des graiſſes, la vapeur d'une
eau dans laquelle on a fait bouillir des herbes
émollientes. Ce précepte important eſt répété
pluſieurs fois, & recommandé ſpécialement dans
les cas où il y a chaleur, ſéchereſſe (2), contractions irrégulieres & convulſives de l'organe qui renferme l'enfant ; & dans ce dernier

Spaſme conſidéré & combattu.

cas, il ordonne des onctions huileuſes ſur le
ventre, ſans doute à deſſein de ramollir la matrice, & de rendre ſes efforts plus réguliers &
moins ſenſibles.

---

(1) *De mor. mul. lib.* 1.
(2) Chap. II. *de ſuper-fœtatione.*

Lorſque l'accouchement ne ſe développe pas, Hippocrate conſeille de le ſolliciter en balançant la femme ſur ſon lit. Il employoit beaucoup d'art pour ces ſortes de mouvements ; il exigeoit qu'ils fuſſent très réguliers, de peur qu'en agiſſant autrement, il ne ſurvînt des convulſions ; il regarde le froid comme un des grands obſtacles à l'accouchement ; il preſcrit d'en garantir tout le corps de la femme, & particuliérement les organes qui doivent livrer paſſage à l'enfant. Si la nature rallentit ſes efforts, ou n'en fait éprouver aucuns, parceque la femme eſt trop affoiblie, il preſcrit alors des aliments de facile digeſtion, ſi l'eſtomac peut les ſoutenir ; s'il ne le peut pas, il ordonne des potions dans leſquelles il fait entrer le caſtoreum, le ſuc de ſabine, & quelques aromates ; s'il n'y a aucune chaleur vers le vagin, il y porte des fumigations avec la corne brûlée ſur des charbons ardents, ou avec quelques autres matieres légérement irritantes.

Cette pratique, qui tenoit à aider la nature, ayant été mal entendue, mal ſaiſie, parce qu'Hippocrate ne l'avoit pas réunie dans l'ordre où nous la préſentons, & n'en avoit pas ſuffiſamment expliqué les motifs, devint fatale aux

Pratique
mal ſaiſie.

mains de ceux qui agiſſoient empiriquement ; c'eſt-à-dire ſans indication. D'autres, qui ne furent pas aſſez inſtruits pour ſentir d'où venoit l'abus, mais qui furent aſſez ſages pour l'appercevoir & tenter d'y remédier, crurent qu'il falloit rétablir la nature dans tous ſes droits, en l'abandonnant à elle-même ; mais un peu de réflexion leur auroit appris que, dans ces momens de criſe, la nature étant ou trop foible ou trop forte, ce n'eſt point la combattre que de chercher avec ſoin à lui donner, ſous l'un ou l'autre rapport, les ſecours qu'elle ſemble attendre de nous.

A l'égard des poſitions, Hippocrate réduit à trois principales toutes celles ſelon leſquelles l'enfant peut ſe préſenter : ſavoir la tête, les pieds, le corps en travers. La premiere lui parut la plus naturelle, la ſeconde très difficile, & la troiſieme impoſſible à la nature. Le divin vieillard compare l'enfant renfermé dans la matrice, à une olive contenue dans un flacon à col étroit (1) ; il eſt impoſſible, dit-il, que cette olive ſorte ſi elle ſe préſente en travers,

Poſitions.

---

(1) *De morb. mul. lib.* 1.

elle ne peut trouver iſſue qu'en arrivant par l'une ou l'autre extrémité. Il auroit été à deſirer que ceux qui ſe ſont livrés à l'Art des Accouchements , euſſent fait à cette comparaiſon , toute l'attention qu'elle mérite , ſur-tout relativement à la tête de l'enfant ; l'idée ſimple & naturelle qu'elle préſente leur auroit fait éviter bien des erreurs.

Lorſque la tête de l'enfant ſe préſentoit, que les médicaments & les ſecouſſes n'avançoient pas ſa ſortie, Hippocrate alors tâchoit de s'aſſurer de ſa vraie poſition ; & par ce qu'il dit à ce ſujet, on reconnoît qu'il n'ignoroit pas qu'il exiſtoit des poſitions de tête plus favorables les unes que les autres ; mais on ne voit pas qu'il eût indiqué les moyens de les obtenir ; cependant dans le cas dont il s'agit, & dont nous déterminerons la cauſe , Hippocrate alors promenoit le doigt (1) autour de la tête, le portoit ſur le menton ou dans la bouche, & tâchoit d'attirer par cette manœuvre la tête en dehors. Il employoit plus volontiers cette méthode, lorſ-que l'enfant étoit mort, ce qui démontre que

Manœuvre
pour la tête.

____

(1) *De ſuper fœtatione* , ch. 3.

ce grand homme avoit un art pour extraire la tête de l'enfant, & qu'il n'agiſſoit pas ſans principe comme des opérateurs ignorants ou jaloux ont voulu le faire entendre, & même ont oſé le publier. On verra dans le cours de notre ouvrage, qu'il eſt des circonſtances où cette manœuvre de ce docte Médecin, eſt non-ſeulement bonne, mais la ſeule qu'on doive pratiquer.

Dans les cas où les ſecouſſes & les mains ne pouvoient amener à la terminaiſon du travail, il eſt probable que le docte vieillard employoit quelqu'inſtrument qui ne pouvoit nuire ni à la vitalité de l'enfant, ni à celle de la mere, c'eſt ce qu'on peut induire de ce précepte ſur la délivrance (1) ; » lorſque l'enfant eſt ſorti du ſein » de ſa mere, & qu'on a été obligé pour l'en » tirer de faire uſage des inſtruments, comme » il eſt foible, il ne faut point lui couper l'om- » bilic qu'il n'ait crié & uriné. Nous développerons ailleurs ce précepte excellent que nous tâchons chaque jour de rétablir.

L'Accouchement par les pieds fut regardé par

____

(1) *De ſuper fœt. ch.* 5.

(15)

le pere de la Médecine, & par ses successeurs,
comme très funeste à l'enfant, & quelquefois à
la mere. Les bras que les anciens ne dégageoient
point, étoient (ainsi que nous l'apprend Galien,) l'un des plus grands obstacles à son heureuse terminaison. On ne connoissoit point encore l'art de placer & diriger convenablement
dans cette position, & le corps & la tête
de l'enfant, de sorte que le plus grand nombre qu'on arrachoit ainsi du sein de leur mere,
périssoit ainsi qu'il arrive encore de nos jours &
pour les mêmes raisons.

Ce n'est donc pas sans raison qu'Hippocrate
redoutoit cet accouchement; & c'est à tort qu'on
a conclu qu'il ne le croyoit pas possible. Si ceux
qui raisonnent ainsi s'étoient donné la peine de
lire les Ouvrages de ce grand Homme, ils auroient vu que non-seulement il ordonne, si les
pieds sont à la vulve, de terminer l'accouchement (1); mais comme, dans cette position,
l'extraction de la tête est difficile, il recommande
expressément, dans ce cas, de porter la main
entre la face de l'enfant & l'orifice de la matrice,

____

(1) *De super fœtat. ch.* 3.

pour amener la tête au dehors ; & cette manœuvre, dont aucun Accoucheur, depuis Hippocrate, n'a fait mention, est cependant la seule qui, dans le cas posé, puisse sauver la vie à l'enfant.

Si le fœtus se présentoit en travers, les eaux n'étant point encore écoulées, soit qu'il fût encore en vie, soit qu'il ne le fût pas, alors Hippocrate (1) avoit recours à ces secousses régulieres dont j'ai déja parlé. Il plaçoit la femme la tête en bas les pieds en haut, & s'efforçoit, par tous ces moyens, d'obtenir du fœtus une situation plus naturelle. Ce précepte d'Hippocrate, qui consiste à combiner les positions de la mere pour en procurer une favorable à l'enfant, abstraction faite de ces diverses combinaisons, étoit fondé sur un principe physiologique qui dominoit alors, suivant lequel on disoit que l'enfant étoit à l'aise dans la matrice, & qu'il pouvoit s'y retourner comme le poisson dans l'eau. Ce principe, sans doute, avoit été confirmé par quelques expériences & quelques observations. Nous avons eu plus d'une occasion de remarquer

Positions transverfales.

---

(1) *De morbis mul. lib.* 1.

qu'en

qu'en donnant aux femmes certaines positions, on faisoit changer celle des enfants. J'ai vu, peu de temps avant l'accouchement, des chûtes, des irritations à l'orifice de la matrice, solliciter le fœtus à changer de situation, & à se présenter par les pieds, après nous avoir présenté la tête : ce n'est pas que nous approuvions indistinctement ce qu'Hippocrate prescrit dans les cas posés ; mais nous rapportons ces observations pour montrer que les moyens qu'il a indiqués n'ont pas dû être, dans tous les cas, absolument insuffisants, & même dangereux, ainsi que l'affirment certains Auteurs.

Secousses.

Lorsque les secousses ne suffisent pas, Hippocrate recommande de porter la main dans la matrice, de rappeller l'enfant par l'une de ses extrémités , & préfére toujours la tête aux pieds ; tandis que les Modernes prescrivent, au contraire, d'aller toujours chercher les pieds, désapprouvant en ceci le précepte de ce grand Homme ; mais les suites malheureuses d'une conduite si peu réfléchie, ne justifient que trop notre Auteur qui , par sa maniere d'opérer, conservoit la vie à une infinité d'enfants , qu'on fait périr par la méthode contraire. Que ces Critiques blâment donc également Smellie d'avoir,

Préfere de rappeller la tête.

B

adopté le même principe. Il se peut qu'on ait trop généralisé ce précepte d'Hippocrate, ainsi qu'une multitude d'autres, dont on a reconnu la juste application ; mais il n'en est pas moins vrai qu'on peut en faire usage dans une multitude de circonstances, tandis que la méthode opposée ne peut que devenir très funeste, en la donnant comme loi générale, ainsi qu'on le fait actuellement, & comme je l'expliquerai plus amplement par la suite.

Le bras de l'enfant sortoit-il à l'orifice, Hippocrate le repoussoit, & plaçoit avantageusement la tête (1) ; ne pouvoit-il parvenir à le reporter dans la matrice (2), il l'amputoit ; un seul pied se présentoit-il, il le repoussoit de même.

Lorsqu'à des signes certains on reconnoissoit *Fœtus mort.* que le fœtus (3) étoit sans vie, alors les manœuvres les plus effrayantes étoient employées : on ouvroit le crâne, on vuidoit le cerveau, on coupoit les épaules & les côtes ; on amenoit,

---

(1) *De super fœtat. ch. 2.*
(2) *De morb. mul. lib. 1.*
(3) *De super fœtat. ch. 3.*

(19)

les uns après les autres ; les membres mutilés du cadavre. Cette méthode étoit fondée fur une erreur phyſiologique : on croyoit que l'accouchement ne s'opéroit que par les propres forces du fœtus , qui faiſoit violence pour ſortir , & lorſqu'il étoit mort , on concluoit qu'il n'y avoit d'autre reſſource que de l'arracher promptement d'un aſyle qui n'étoit pas fait pour lui ſervir de tombeau.

Délivrance.

La délivrance eſt le dernier article qui concerne l'Art des Accouchements , & ſur lequel Hippocrate s'eſt expliqué (1). J'ai déja parlé des précautions qu'il recommande pour couper le cordon , lorſque l'accouchement a été fait par des forces étrangeres. En voici d'autres relatives à l'extraction de ce cordon , & de ce qui l'accompagne. Il vouloit que cette extraction ſe fît par le poids ſeul de l'enfant ; pour y parvenir , il faiſoit élever le lit de la mere du côté de la tête ; ce qui , ſouvent , ſuffiſoit pour procurer le but qu'il s'étoit propoſé : quelquefois il plaçoit l'enfant ſur deux outres remplies d'eau & couvettes de laine ; il perçoit les outres par en bas ,

Ses ſuites.

------

(1) *De ſuper fœtat. ch.* 3.

B ij

& l'enfant, qui s'éloignoit à mesure que l'eau s'échappoit, entraînoit, par son seul poids, dans des proportions égales, ce qui l'attachoit à sa mere : lorsque ces moyens étoient insuffisants, il avoit recours aux sternutatoires ; & les potions avec l'armoise & la rue étoient encore employées.

Ses suites.

Si l'extraction de l'ombilic & de ses racines étant achevée, il survenoit aussi-tôt quelque inflammation à la matrice, ou quelque engorgement subit, ce grand Homme (1) recouroit alors aux lavements, à la saignée, aux fumigations émollientes & un peu résolutives, aux cataplasmes de même nature ; souvent il aidoit tous ces moyens par quelques évacuants : il choisissoit sans doute parmi ces divers moyens celui qui étoit le plus propre à remplir l'indication qui se présentoit.

Des ligatures.

Hippocrate (2) se plaint que quelques Médecins ordonnoient, après l'accouchement, des ligatures, dans le dessein de s'opposer au volume du ventre. Il blâme fort cette pratique, &

---

(1) *De morb mul. lib.* 1.
(2) Ibid.

dit que quand le ventre eft volumineux, & même
météorifé, il faut recourir à d'autres moyens ;
alors il prefcrit une infufion de cumin, d'anis,
une décoction de racine de pivoine ou de ca-
rotte, ou un mêlange de tous ces remedes,
auxquels il joint quelquefois des fumigations
appropriées.

Telle eft la doctrine d'Hippocrate fur les diverfes parties de l'Art des Accouchements. Nous
conviendrons fans peine que toutes les regles
qu'elle renferme ne font pas marquées au coin
de l'évidence & de la perfection ; mais le plus
grand nombre, & les plus effentielles, ne font
pas moins falutaires qu'admirables. On peut juger d'après l'analyfe que nous venons d'en faire.
Quel eft donc le génie de ceux qui ont prononcé
qu'Hippocrate n'avoit rien entendu dans l'Art
dont nous parlons ? Sans doute, ou ils n'avoient
pas lu fes Ouvrages, ou l'ignorance & la prévention les ont empêchés d'en reconnoître la fa-
lubrité. L'ignorance confond & dénature tout ;
c'eft elle qui, par une mauvaife application, a
rendu cette doctrine d'autant plus dangereufe,
qu'elle étoit plus parfaite en quelques-uns de
fes points.

Hipp. mal connu.

Plusieurs siecles s'écoulent sans que la masse des connoissances accumulée par Hippocrate s'augmente. S'il se fit quelque découverte, le temps nous en a privés, & nous ne voyons pas que jusqu'au siecle de Galien l'art ait fait des progrès bien sensibles.

DOCTRINE DE GALIEN.

Ce restaurateur de la Médecine, sur laquelle il composa d'immenses Volumes, se répand en questions physiologiques sur les Accouchements, & ne nous apprend presque rien sur ce qui constitue l'Art, c'est-à-dire la partie opérante. Il croit que l'enfant fait la culbute immédiatement avant que de s'échapper de la matrice. Il dit que dans l'accouchement où les pieds sortent les premiers, l'obstacle le plus grand vient des bras ; que lorsqu'un pied se présente seul, il y a tout à craindre pour l'autre. Galien n'en dit pas davantage sur l'Accouchement proprement dit. Il est probable qu'il n'a jamais pratiqué cet art, ou qu'il s'en est tenu seulement à la doctrine d'Hippocrate, jugeant sans doute, d'après ce qu'il en connoissoit, qu'il étoit superflu d'établir un plus grand nombre de principes.

DOCTRINE DE CELSE.

Celse qui fut le contemporain, d'autres disent le prédécesseur de Galien, traita le premier

(23)

cet objet important avec quelque méthode. Il renferma dans un Chapitre (1) particulier non feulement ce que nous connoiffons de la doctrine de fes prédéceffeurs, mais encore des préceptes intéreffants qui ne font point confignés ou développés dans Hippocrate. Il défend de porter la main dans la matrice qui eft fortement ferrée fur le fœtus, parcequ'il feroit à craindre alors qu'on ne causât à la femme des convulfions. Il regarde comme indifférent d'amener l'enfant mort ou par la tête, ou par les pieds. Si la néceffité contraint d'employer le crochet, il veut qu'on le porte ou aux orbites, ou aux oreilles, ou à la bouche.

Si l'enfant préfente les feffes, il veut qu'on les repouffe, & qu'on tente de mettre la tête en bonne fituation; mais fi l'enfant vivant qui fe préfente par les pieds, les a déja hors la vulve, il confeille de le laiffer fortir en cette fituation; d'avoir foin, lorfque les feffes font à la vulve, de bien ranger le cordon ombilical, de peur qu'il ne caffe, ou qu'il ne foit comprimé, ce qui pourroit faire périr l'enfant.

------

(1) Chap. 29.

Pour la tête féparée du tronc.

La tête féparée du tronc eft-elle reftée dans la matrice, il confeille de faire des preffions à l'extérieur. Cette manœuvre confifte à placer fur le ventre de la mere un linge plié en plufieurs doubles, & à preffer deffus avec force. La tête, affujettie par ce moyen, ou fe trouve forcée de fortir, ou au moins devient d'une extraction moins difficile. Pour réparer le défordre occafionné par ces preffions, il veut qu'on faffe fur la partie qui les a fupportées, une onction avec l'eau rofe mêlée au vinaigre.

Nous croyons qu'on peut tirer quelque parti de cette manœuvre, qui n'a été condamnée que parcequ'elle n'a pas été affez développée. Au premier afpect, les preffions ordonnées par Celfe paroiffent dangereufes pour la mere ; cependant il faut convenir qu'on ne peut parvenir, fans affujettir la matrice, à extraire la tête qui y feroit reftée, & que la manœuvre de Celfe, employée avec modération, eft une des plus efficaces. Tout confifte à opérer avec les précautions que l'Auteur recommande. Il a fenti le danger : on doit lui favoir gré d'avoir indiqué les moyens de l'éviter ou d'y remédier.

COMPILATION D'AETIUS.

Deux cents ans après Celfe & Galien, environ l'an 400 de l'ere chrétienne, paroît le

Compilateur Aëtius ; cet Auteur, dans la quatrieme partie de fon Ouvrage, a beaucoup raffemblé de matériaux fur les maladies des femmes, tandis que toute la partie chirurgicale des accouchements eft refferrée dans trois chapitres.

Le premier préfente l'extrait des Ouvrages d'une certaine Afpafie, qui s'étoit rendue à la fois célebre, en rédigeant par écrit les regles des accouchements, & en fe livrant à la pratique d'un Art fi néceffaire. Si ce qu'Aëtius a extrait de ces Ouvrages fur la partie opérante eft fort court, en revanche il s'y trouve des chofes bien vues.

Par exemple, dans ce qu'il dit fur les caufes de l'Accouchement laborieux, on s'apperçoit qu'Afpafie (1) avoit égard à l'obliquité de la matrice ; à la groffeur du fœtus, à la pofition de la tête, qui, quelquefois, dit-elle, eft trop à droite, quelquefois trop à gauche ; & que, dans tous ces cas, elle prefcrivoit les regles que l'expérience lui avoit fuggérées ou confirmées.

Doctrine d'Afpafie.

Lorfque les eaux font écoulées depuis long-temps, Afpafie obferve que la matrice fe refferre

---

(1) Chap. 22.

fortement fur le corps de l'enfant ; & , dans ce cas , elle tente , pour la ramolir & la relâcher , d'y porter des huiles tiedes , ou d'opérer le même effet par des fumigations relâchantes , comme l'avoit ordonné Hippocrate.

Le fecond , des trois Chapitres (1) qu'Aëtius nous a laiffés fur la partie opérante des accouchements , a pour objet l'extraction du fœtus ; il *Doctrine de Philumenus.* contient un extrait de la doctrine de Philumenus. Il paroît que ce Philumenus fe fraya une nouvelle route ; qu'il prétendit réformer ou développer les principes d'Hippocrate : mais , bien loin d'enrichir l'art , il ne fit que prefcrire des manœuvres non moins effrayantes que dangereufes ; du moins , ce font les vices qui fe rencontrent dans l'extrait d'Aëtius.

Spafme. Si l'extraction du fœtus eft impoffible , dit cet Auteur , parceque la matrice le comprime trop fortement , & que la femme donne des fignes de foibleffe par un pouls petit & concentré , alors il faut l'abandonner à fon trifte fort ; fon état eft défefpéré : fi l'on hafarde de lui donner quelques remedes , il veut que ce foit des cordiaux ,

------

(1) Chap. 23.

pratique dangereufe, & malheureufement fuivie de nos jours : nous en ferons voir les incon-
véniens.

Lorfque l'enfant ne peut fortir fans le fecours   Inftruments.
des inftruments, Philumenus, applique un cro-
chet, ou aux orbites ou au menton, quelquefois même il en applique d'eux, un à chaque
oreille. La tête de l'enfant eft-elle hors de la
vulve, s'il fe trouve quelque obftable à la fortie
du refte du corps, il penfe qu'alors l'orifice de
la matrice refferre le col de l'enfant ; cette er-   Erreurs.
reur s'eft propagée jufqu'à nous ; &, lorfque le
tact l'affuroit que l'obftacle ne venoit point de
cette caufe, il croyoit les épaules enclavées,
fans s'expliquer fur la partie du baffin qui faifoit
obftacle.

Des Modernes ont affuré que l'enclavement   Renouvel-
alors fe faifoit fur le détroit fupérieur : mais le   lées.
baffin n'ayant jamais dans fa partie la plus pro-
fonde plus de fix pouces, & le fommet de la
tête étant éloigné de fix pouces au moins de la
partie des épaules qui pourroit s'enclaver, il eft
aifé d'en inférer que l'obftacle ne peut venir du
détroit fupérieur, tant que la tête n'eft pas hors
de la vulve ; c'eft cependant ce qu'avancent
quelques Accoucheurs de nos jours. Philumenus

ne pouvoit-il dégager les épaules qu'il croyoit caufe de l'obftacle ; à l'exemple d'Alexandre, il tranchoit au lieu de délier : tels font les procédés de l'ignorance.

C'eft ainfi que des gens fans principes portent par-tout le ravage & la deftruction ; c'eft ainfi que des Compilateurs ignorants adoptent des manœuvres fanguinaires, qui les frappent plus qu'une méthode fimple, mais falutaire : l'erreur croît fur la foi des autorités accumulées, & les procédés de Philumenus fe renouvellent tous les jours par des Accoucheurs, qui les propofent hardiment comme le fruit de leur expérience : expérience funefte ! à combien de malheureux n'as-tu pas ôté la vie.

Après l'extraction de l'enfant, vient celle du placenta ; ce qu'en dit Aëtius eft renfermé dans le troifieme des Chapitres dont nous avons parlé (1), _Délivrance._ c'eft encore un extrait de Philumenus. Si le délivre eft détaché & ne peut fortir, il confeille de porter la main dans la matrice pour achever l'extraction : mais s'il eft adhérent, de maniere à ne pouvoir être emporté avec la main, il ordonne avec

____

(1) Chap. 24.

raifon de le laiffer, & alors il prefcrit les plus puiffants emménagogues ; pratique qui a été bien plus fouvent dangereufe qu'utile, & dont l'ufage & l'application exigent beaucoup de fagacité. Lorfqu'après la fortie du placenta, la matrice fe trouve enflammée, cet Auteur fe borne à faire faire des onctions huileufes fur le ventre, & ne dit pas un mot de la faignée, & des autres moyens qu'Hippocrate recommande dans cette circonftance.

Trois cents ans s'écoulent encore, fans qu'aucun Auteur de poids propofe rien d'utile fur les Accouchements ; quelques femmes ignorantes, ou abufent de la doctrine du pere de la Médecine, ou y fubftituent des remedes empyriques, dont l'inutilité eft fouvent le moindre inconvénient.

Tel étoit le trifte état de l'Art , lorfque Paul d'Ægine parut au milieu du feptieme fiecle. Né avec un génie obfervateur, doué d'une ame bienfaifante, il ne tarda pas à s'appercevoir que la Chirurgie , dans toutes fes opérations, étoit dégénérée en barbarie ; il entreprit de la ramener à fon antique fimplicité ; & il lui apprit qu'elle étoit faite pour aider la nature, & non pour ufurper tous fes droits.

Je ne fais fi je me fais illufion, mais il me femble que la poftérité n'a pas affez apprécié ce grand Homme : la jaloufie tenta de déprimer fes Ouvrages, en difant qu'ils étoient femblables à ceux de Galien. Les injures de l'envie font quelquefois de brillants éloges. Paul d'Ægine me femble, pour les principes & pour la méthode, au deffus de Galien ; Paul d'Ægine me femble un des plus illuftres flambeaux qui aient porté la clarté fur la chirurgie : fait pour connoître, autant que pour fentir, il étudia la doctrine de fes prédéceffeurs, avec cette liberté propre au génie, qui difcute, rejette, & n'admet que ce qui eft fondé fur l'expérience.

L'Art, dont nous avons entrepris de retracer les révolutions, lui parut une des branches les plus importantes de la Chirurgie ; il lui prodigua fes foins. Supérieur aux préjugés alors reçus ; foutenu par le feul defir d'être utile, il entreprit de renverfer les obftacles que les mœurs fembloient oppofer au développement de la fcience ; il conçut le projet de fe dévouer à l'inftruction des femmes qui s'étoient livrées à la pratique des Accouchements. Des femmes de diverfes contrées accoururent pour entendre fes leçons ; elles y furent d'autant plus facilement attirées, qu'il

écartoit l'appareil formidable des inftruments
que l'ignorance avoit multipliés, & ne donnoit que des préceptes : ceux de ce grand Homme
furent tellement du goût de fes contemporains,
qu'on le furnomma l'Accoucheur : ce qui juftifie
le cas qu'on fit de fes talents. Malheureufement
il écrivit peu fur cet important objet : mais ce
qu'il a donné eft lumineux & précis ; fa méthode
fans doute étoit plus développée dans fes cours.

Paul d'Ægine (1) divife les Accouchements
en naturels & laborieux ; l'expérience lui prouva
que l'écoulement prématuré des eaux eft une des
caufes principales de ces derniers, parcequ'alors
la matrice eft trop fortement contractée : dans
ce cas il recommande les fumigations émollientes ; il prefcrit d'appliquer, fur les reins , fur le
ventre & au pubis des cataplafmes de mucilage
& de fœnugrec ; il prefcrit même de faire des
injections d'huile chaude dans la matrice , &
ordonne des lavements pour évacuer les matieres qui forment quelquefois un obftacle à
la fortie dela tête.

Il confeille d'accoucher les femmes dans un

Préparatifs.
Spafme.

------

(1) Liv. 3 , chap. 76.

fauteuil, & de ne les y placer que lorfque les eaux bombent, & que la matrice eft fuffifamment dilatée ; fi la fievre furvient, il défend les fecouffes & les balancements.

Lorfque l'enfant préfente la tête, il prefcrit les regles les plus fages & les manœuvres les plus fimples. » Si la pofition, dit-il, eft contre na- » ture, rendez-la naturelle, tantôt en pouffant » en haut la tête, d'autres fois la dirigeant à » droite, d'autres fois à gauche, dans quelques » circonftances ufant de fléxions, dans d'autres » opérant en ligne directe «.

Ces divers mouvements, ordonnés par Paul d'Æ-gine, pour placer la tête dans une bonne fituation, nous annoncent qu'il a bien connu quelle avoit une marche fur le baffin, & qu'il ne fuffifoit pas qu'elle fût fur cette cavité pour en fortir. L'expérience lui avoit fans doute appris qu'il y avoit certaines pofitions plus favorables les unes que les autres. Hippocrate & Afpafie s'étoient déja apperçus qu'il falloit faire avancer la tête par une partie plutôt que par une autre ; mais ils n'avoient point développé les manœuvres pour parvenir à des pofitions heureufes, Paul d'Ægine à cet égard a fait un pas de plus que fes prédéceffeurs. Une autre réflexion que nous croyons également devoir

voir placer , c'eft que voilà trois Auteurs anciens auxquels l'expérience a découvert le principe le plus important de l'Art des Accouchements ; mais il ne paroît pas qu'aucun Auteur
ancien fe foit occupé à nous décrire diftincte-
ment les pofitions favorables ou défavorables.
Cet heureux développement étoit réfervé à notre fiecle, qui ne fera à cet égard que reffufciter
& étendre la doctrine que Paul d'Ægine avoit
annoncée.

Lorfque l'enfant préfentoit la main à l'orifice, *Pour la main.*
Paul d'Ægine la replaçoit dans la matrice en
portant le pouce fous l'épaule, & rappelloit la
tête à une pofition convenable. Toutes les fois
que le corps fe trouvoit placé en travers, il le
relevoit & ramenoit la tête à l'orifice.

Si l'enfant ne préfente qu'un feul pied , il dé- *Pour les*
fend (1) de terminer l'accouchement ; fi les deux *pieds.*
pieds font à la vulve , il confeille de les attirer
& de terminer dans cette pofition. Il veut qu'on
évite avec grand foin de tirer l'enfant en une
ligne directe ; il faut , dit-il , l'amener par des
mouvements latéraux & circulaires. Ces pre- *Mouvement latéraux utiles.*

---

(1) Liv. 6, chap. 74.

C

miers mouvements font les feuls qui puiffent conferver la vie à l'enfant ; il n'en eft pas de même des mouvements de rotation qu'un Accoucheur moderne a adoptés de préférence aux premiers , & qu'il fait exécuter par fes Eleves fur des fantômes ; mais il eft impoffible de reconnoître fur ces machines combien cette manœuvre expofe la vie de l'enfant , en portant fon action fur fa colonne épiniere. Auffi Paul d'Ægine , à l'imitation d'Hippocrate , regardoit-il l'accouchement par les pieds comme dangereux ; une partie de fa manœuvre retranchée , il faifoit faire à l'Art un pas des plus importants.

Lorfque l'enfant eft fans vie , & qu'on s'en eft affuré par les fignes qui l'indiquent , alors il prefcrit d'appliquer le crochet ou fur l'orbite ou fur la bouche , mais principalement fur la partie poftérieure de la tête , appellée *occiput*. Il eft le premier des Médecins qui ait indiqué cette derniere application , & ce n'eft pas la moindre preuve du génie obfervateur de ce grand Homme & de fon profond favoir.

Si la tête eft trop volumineufe , s'il y a impoffibilité de terminer l'accouchement ou pour cette raifon , ou par défaut de conformation dans le baffin , il perce le crâne & l'attire avec des pinces.

Circulaires dangereux.

Ufage des inftruments.

Sur l'occiput.

Ouverture du crâne.

Cette trifte & cruelle reffource eft dans ce cas malheureux la feule qui puiffe confoler un pere de la perte de fon enfant, en affurant la vie de fa tendre époufe. Quelle eft donc de nos jours cette chirurgie, mille fois plus barbare encore, qui a facrifié dans ces terribles circonftances & la mere & l'enfant ? Quelle eft cette humanité, qui laiffe paffer des jours entiers à une mere dans les plus affreufes douleurs, qui expofe fon enfant à périr dans le fein dont il cherche à fortir, qui laiffe fouvent mourir les deux êtres, ou lorfque l'un n'eft plus, & que l'autre expire, acheve par une opération effrayante le cruel facrifice, & livre tout à coup à la mort une proie qu'il étoit fi facile de lui arracher ! Et l'ignorance appellera à fa défenfe la Religion ! elle vantera fon humanité vraiment cruelle & deftructive, & ofera blâmer la cruauté vraiment humaine & confervatrice des Anciens !

Si la matrice eft enflammée, dit Paul d'Ægine, ou dans un état d'irritation caufée par l'excès ou la durée des douleurs, il recommande qu'on ait les plus grands égards pour cet état ; qu'on ne précipite rien,& qu'on attende pour agir que ces accidents foient calmés par les moyens que nous avons déja indiqués.

Délivrance

C ij

Quant à la délivrance, Paul d'Ægine s'explique peu ; cependant il paroît qu'il avoit pour maxime de laisser agir la Nature. Il n'a recommandé ni les sternutatoires, ni les emménagogues que ses prédécesseurs avoient indiqués.

Telle est en abregé la doctrine de ce grand Médecin. Voilà ce qu'il s'empressoit d'apprendre aux Sages-Femmes qui recouroient à ses conseils. Philumenus n'avoit vu d'obstacle à l'accouchement que dans la grosseur de l'enfant, qu'il rendoit dans tous ces cas victime de ses manœuvres meurtrieres. Paul d'Ægine n'en voit le plus souvent que dans sa position, & la rétablit facilement à une meilleure : aussi n'inventa-t il aucun instrument ; il écarta même ceux qui existoient alors, & ne s'en servit que dans la plus absolue nécessité. Voilà une doctrine qui doit pénétrer d'admiration tous les gens de l'Art, parcequ'elle porte l'empreinte d'une observation exacte, d'une expérience consommée & d'une heureuse simplicité.

Que les traits qui nous restent à présenter, pour achever de peindre l'Antiquité, sont différents ! Où trouverai-je des couleurs assez noires pour les employer ? Des nomades obscures paroissent tout à coup sur la scene du monde ; le Fanatisme les éveille & les unit, la terreur les précede, le

ravage & la mort les fuivent ; richeffes , jouiffan-
ces , empires , tout paffe dans leurs mains ; le
flambeau facré des fciences fubit la loi commune;
il eft confié à des Arabes, au génie ardent , au
cœur vain & fuperftitieux : leur caractere va fe
manifefter jufques dans les arts les plus chers à
l'humanité. Déja la Médecine eft contrainte de
marcher fur la même ligne que l'Aftrologie ; que
dis-je , elle eft entiérement fubordonnée à de
prétendues influences, à des fympathies incon-
nues ; les fecrets, les amulettes, les talifmans
inondent la terre ; l'avarice les multiplie, la cré-
dulité les confacre & les perpétue ; toute bonne
difcipline eft foulée aux pieds ; les vrais principes font rejettés ; la Nature eft inconnue, & l'art
précieux de guérir n'eft plus que l'art de faire illufion à fes femblables , & de les égorger en fei-
gnant de les foulager.

Vous ne ferez point épargné, fexe enchan-
teur ; & fi l'Arabe impétueux s'arrête à vous confidérer dans cet inftant de crife où le doux nom
de mere vous eft déféré , hélas ! ce ne fera que
pour donner plus d'activité à fon imagination
fougueufe : le moindre obftacle l'irrite, la force
eft fa loi fuprême. Inftruments anciens difparoif-
fez ; de nouveaux plus effrayants , plus meur-

triers font inventés ! O Nature ! quelle eft ta
deftinée ! fans ces monftres tu donnois un être au
monde, & je te vois forcée d'ouvrir ton fein pour
recevoir les triftes reftes de deux victimes qu'ils
ont immolées.

Déja trois fiecles fe font écoulés, & les Arabes
n'ont point encore vu briller au milieu d'eux un
génie capable de réunir la chaîne des connoiffances que leur barbarie a difperfées.

AVICENNE. Avicenne paroît enfin : l'amour de l'extraordinaire & du merveilleux gâte fouvent fa volumineufe compilation. Il faut du difcernement &
du courage pour faire un choix dans cet amas
informe. Paul d'Ægine femble avoir été la principale fource dans laquelle il a compilé ce qu'il a
écrit fur l'Art des Accouchements. Il ne s'explique point fur les diverfes pofitions de la tête fur
le baffin ; il s'éloigne prefqu'à chaque inftant de
la fimplicité de fon guide , pour fe livrer au génie féroce & fanguinaire de fa Nation, en dé-
crivant & prefcrivant fouvent l'ufage d'un grand
nombre d'inftruments homicides. Ses recherches
en ce genre le conduifirent à nous tranfmettre le
premier la defcription d'une pince qui fervoit à
extraire les enfants vivants ; mais il quitte bientôt la defcription de cet inftrument falutaire pour

nous en décrire un autre qui fervoit à confondre & écrafer dans la matrice les os de la tête qui étoit trop volumineufe pour le détroit qu'elle avoit à franchir, manœuvre non moins difficile que cruelle, inutile & dangereufe.

Albucafis, cent ans après Avicenne, écrit fur ALBUCASIS. l'Art des Accouchements; il enchérit fur le génie inftrumentant de fon compatriote, & s'éloigne de plus en plus de la Nature. Il allume le feu de l'imagination la plus fougueufe pour forger un arfenal formidable. Né pour détruire, pourquoi choifit-il l'état qui lui convenoit le moins? Quel génie ennemi de l'humanité le porta à s'occuper de fa confervation, pour opérer plus fûrement fa perte? Il femble que tout le levain de l'ignorance inftrumentante eût fermenté dans fa tête. Né plus barbare que fes barbares compatriotes, il oublie que nos mains font les premiers inftruments que nous ait donnés la Nature.

Enfin on ne voit chez aucun des Arabes ce goût que la raifon a épuré & que le temps à mûri. En vain veulent-ils établir, dans les pays qu'ils ont plus ravagés que conquis, l'empire des Sciences. Ils ont exercé dans tous les objets de leur reffort les mêmes ravages que dans leurs conquêtes. L'inftabilité de leurs principes en fait de gouvernement marqua du même sceau leurs Ouvrages, & ne leur permit point de réunir cette somme de lumiere, fruit d'un caractere doux, d'un travail continuel & réfléchi, & au moyen de laquelle on saisit tous les rapports entre tous les objets.

Voilà ce que l'Antiquité nous offre de plus intéressant sur cette branche de la Médecine ; voyons maintenant, si cultivée par les Modernes elle nous donnera des fruits plus abondants, plus doux & plus vivifiants.

SECONDE PARTIE.

*Histoire de l'Art des Accouchements ,
depuis la renaiſſance des Lettres en
Europe juſques à nos jours.*

MALGRÉ les ravages des Arabes il s'étoit conſervé quelque parcelle de ce feu ſacré, qui avoit
exalté le génie créateur & bienfaiſant des anciens Grecs ; quoiqu'elles ne jettaſſent qu'un
éclat paſſager, elles ſuffiſoient pour perpétuer les
regles du goût & l'amour des vrais principes. La
chûte de l'Empire d'Orient en fit rejaillir quelques étincelles vers l'Occident, & bientôt on vit
dans cette partie du monde les Sciences & les
Arts ſe ranimer. L'Italie devient leur premier
foyer. Je parle, & déja la lumiere s'eſt répandue,
le génie s'éveille, travaille & produit ces chefs-
d'œuvre en tout genre, objets de notre admiration, & qui le feront encore de nos neveux.

Il paroît que dès ces premiers moments l'Allemagne porta ſes regards ſur l'Art dont nous retra-
çons l'hiſtoire. Sa main économe eut ſoin de re-

cueillir les débris échappés au naufrage, de raffembler les ouvrages des Grecs qui avoient écrit
fur le grand Art de guérir.

EUCHARIUS
RHODION. Rhodion, célebre Médecin Allemand, fit fur-
tout dans cette partie des progrès rapides ; mar-
chant fur les traces de Paul d'Ægine, il s'éleve
à la fois & à l'étude & à la pratique des Accouchements, & couronne fes travaux par en publier le réfultat dans un Ouvrage plein d'ordre,
de clarté, de précifion, & plus complet que tout
ce qui s'étoit fait précédemment fur cette ma-
Ordre de
fon Ouvrage. tiere. Il ne s'arrête à aucune théorie, n'entre
dans aucune queftion philofophique, il s'y occupe
uniquement de ce qu'il y a de plus effentiel
dans la pratique.

Cet important Ouvrage, écrit originairement
Traduit en
plufieurs lan-
gues. en Allemand, fut bientôt traduit dans toute les
langues vivantes, & applaudi de l'Europe en-
tiere. Reinalde, Clerc Anglois, le fit paffer
dans fa langue, & Bienaffis en 1540, dans la
nôtre ; multiplié par l'heureufe invention de l'Im-
primerie, il devint le guide & le flambeau de
ceux qui pratiquoient l'Art des Accouchements.

Le jugement défavantageux que le Docteur
Décrié mal-
à-propos. Smellie a rendu de cet habile Médecin, prouve
qu'il ne l'a pas lu, & qu'il l'a jugé d'après l'opi-

nion de gens intéreffés à décrier fa doctrine. Smellie rapporte d'après eux, que la fituation de la face en devant, fembloit à Rhodion la meilleure ; mais on ne trouve rien dans notre Auteur qui puiffe donner fondement à une imputation auffi légérement hafardée.

Rhodion dit à la vérité que l'enfant étant hors de la vulve, fa face femble fe tourner en devant ; il eft certain que cette pofition a lieu quelquefois, mais il s'en faut bien que Rhodion ait prétendu, par cette fimple remarque, établir une loi générale. La pofition qu'il affigne à la tête de l'enfant dans la matrice, prouve au contraire qu'il n'a pas ignoré que la face alors regarde le dos de la mere. (1) » Lorfque l'en-
» fant, dit cet Auteur, préfente le dos, il faut
» s'il eft poffible le repouffer, pour amener le
» derriere de la tête fur le devant du baffin ;
» il faudroit bien fe garder d'agir de même, fi
» l'enfant préfentoit le ventre ou la face, la tête
» alors feroit en une mauvaife pofition. » C'eft ainfi je penfe qu'il faut, pour expliquer un Auteur, le juger par lui-même.

Rhodion (1) regarde l'accouchement par la

Ne répugnoit à l'accouchement par les pieds.

____

(1) Chap. 1.
(2) Idem.

tête comme le plus naturel , fans toutefois avoir la même répugnance que fes prédéceffeurs pour terminer l'accouchement par les pieds ; il affure même que ce dernier n'eft pas plus dangereux que d'autres.

La raifon qui le fit penfer ainfi, c'eft qu'il A dégagé le premier les bras. dégageoit les bras , & faifoit de ce dégagement un précepte fi important , qu'il l'a répété en plu-fieurs endroits. Sa méthode étoit d'affujettir les bras contre les parties latérales du tronc , avant que les feffes fuffent hors de la vulve. Rhodion eft le premier qui ait parlé de cette manœuvre intéreffante : elle l'accoutuma infenfiblement à s'occuper , moins qu'on ne l'avoit fait avant lui , du foin de ramener la tête ; mais il révéra & fuivit toujours l'ancienne regle dans les pofi-tions tranfverfales.

Aucun Auteur avant lui n'avoit confidéré l'en-Multiplie les pofitions.fant dans autant de pofitions différentes ; il le fuppofe préfentant le col , le dos , les feffes , la face , la poitrine , les genoux , un bras , un pied , les deux bras , les deux pieds , les qua-tre extrémités , quelques pofitions des gémeaux ;

____

(1) Cap. IV.

& pour chacun de ces cas , il indique des manœuvres très senfées , ce qui doit le rendre précieux aux Praticiens.

Rhodion conseille aux femmes de faire , dix à douze jours avant l'accouchement , des lotions d'eau tiede , des fumigations émollientes , des embrocations huileufes , pour difpofer les parties molles à prêter aux premiers efforts de la matrice , dont il dit très judicieufement que les contractions , fe propagent du fond vers le col. Il défaprouve les agitations , les balancements prefcrits par Hippocrate , & confeille feulement aux femmes de fe promener , de monter & defcendre. Il réitere les fumigations émollientes , dans la vue de dilater l'orifice ; & lorfqu'il eft parvenu à donner une grande foupleffe à ces parties , fi les eaux bombent, il prefcrit de les percer.

Lorfque la tête de l'enfant fe préfente , & qu'elle eft trop volumineufe pour franchir le baffin , il fait un précepte de n'appliquer les inftruments fur la tête, qu'après s'être affuré de fa pofition, il ordonne l'application d'une efpece de levier fur l'occiput ou fur l'endroit le plus commode, & ne veut pas qu'on tire l'enfant en ligne directe, mais de côté. Il penfe qu'il eft utile d'exercer de doux mouvements pour ébranler la tête & la faire defcendre. Enfin , fi ce moyen eft infuffifant , il confeille d'ouvrir une des futures avec un inftrument tranchant , de vuider le cerveau & d'extraire le refte du corps.

Après avoir traité de l'obftacle à l'accouchement , par la difproportion qui fe trouve entre le baffin & la tête, Rhodion s'occupe de l'obftacle qu'apporte la féchereffe & le refferrement de la matrice après l'écoulement des eaux : lorfque ce cas arrive , il ordonne les fumigations émollientes , les onctions huileufes , les demi-bains ; il veut dans ces circonftances critiques, qu'avant de recourir aux inftruments , on tente, on épuife , pour ainfi dire , toutes les reffources que la Médecine peut fournir. Doctrine admirable ! elle nous apprend que la douceur marche toujours à la fuite de la fcience , & que cette derniere n'a d'autre but que de fimplifier les manœuvres.

L'article de la délivrance eft très bien traité par Rhodion , ceux qui l'ont fuivi n'ont rien dit de mieux. Il ordonne de délivrer plutôt ou plus tard felon que la nature y paroît plus ou moins difpofée. » Lorfque la nature follicite ,

» dit Rhodion (1), l'expulsion du délivre, si on a
» le malheur de ne pas la seconder, il arrive
» quelquefois des foiblesses, des vapeurs, des
» suffocations de matrice, des embarras dans la
» respiration, & la femme meurt comme étouf-
» fée, si elle n'est promptement délivrée. L'ex-
» traction du placenta offre-t-elle beaucoup de
» difficulté ; il faut porter à l'orifice des huiles
» chaudes, mettre sous le nez de la femme des
» odeurs fœtides, comme de corne brûlée &
» d'assa fœtida, & même en diriger les fumi-
» gations vers la matrice.

» Toutes les fois que le placenta se détache
» un peu, il faut achever l'ouvrage ; si il ne se
» fait aucune séparation, & qu'on ait prise pour
» mettre une ligature sur la portion du cordon
» ombilical qui est sortie, il ne faut pas manquer
» de l'y porter, & d'attacher l'autre extrémité
» de la ligature à la cuisse de la femme : dès que
» l'arriere-faix commencera à se détacher, on
» en terminera l'extraction. Si tous ces moyens
» sont infructueux, on appliquera sur l'ombi-
» lic l'emplâtre prescrit, pour accélérer les dou-

---

(1) Chap. 4.

» leurs & expulſer le fœtus mort. Si toutes ces
» tentatives étant faites, le placenta ne ſort
» pas encore, & que cependant il ne ſe mani-
» feſte aucun ſymptôme funeſte, alors il faut l'a-
» bandonner à la nature qui le fera tomber en
» diſſolution après quelques jours. »

Tels ſont les grands préceptes de notre Auteur ſur la délivrance, il en donne encore d'excellents ſur le régime des femmes accouchées, & ſur le traitement de leurs maladies. Par exemple, quand (1) immédiatement après l'accouchement, il ſurvient excès de chaleur, Rhodion ordonne la ſaignée, & pour boiſſon, une légere décoction de tamarins ou de petit lait. En publiant mon Traité de Maladies des Femmes, je rendrai compte de la pratique médecinale de cet Auteur.

Rhodion épura la Doctrine des Accouchements à laquelle le ſuperſtitieux Avicenes avoit ajouté nombre d'erreurs ; il écarta ſur - tout les inſtruments ſans nombre imaginés par les Arabes, & leur ſubſtitua des préceptes auſſi ſimples que ſalutaires. On peut dire à ſa louange, que s'il a mis à profit les ſages con-

____

(1) Chap 7.

ſeils

feils de Paul d'Ægine, il a furpaffé fon modele , foit par l'étendue qu'il a donné à fes recherches, foit par les découvertes qu'il a fait, foit enfin par la méthode & la clarté avec laquelle il a fu fixer les connoiffances acquifes.

Son Ouvrage ne fut pas plutôt répandu dans l'Europe, qu'on en vit éclore une infinité d'autres fur la même matiere. Nous ne voyons pas toutefois que dans ce grand nombre de Traités, aucun Auteur ait paffé les limites pofées par Rhodion ; cependant par une de ces révolutions malheureufement plus vraies que vraifemblables, notre Auteur fut en quelque forte mis à l'écart, tandis qu'Ambroife Paré, Guillemeau, Mauriceau, devinrent les Oracles des Accoucheurs, & furent regardés comme les Créateurs, ou au moins les Reftaurateurs de l'Art dont nous nous occupons ; cependant ces trois hommes célebres à certains égards, n'on fait dans l'Art des Accouchements, aucune découverte intéreffante ; ils n'ont rectifié aucunes des erreurs capitales qui fe rencontrent dans les Ouvrages qui traitent de cette matiere. Soit jaloufie Nationale ou autre motif peu digne de gens de réputation, aucun d'eux n'a fait mention de l'Ouvrage de Rhodion,

D

en faifant ufage de fes Planches & de la plupart de fes préceptes.

Ambroife Paré, fut fucceffivement Chirurgien des Rois de France Charles IX & Henri III ; né avec une conception heureufe, il prétendit à l'univerfalité des connoiffances en Chirurgie. Ce qu'il a écrit fur cet Art, annonce un homme inftruit & qui avoit fu mettre à profit les travaux de fes prédéceffeurs. Mais fi plufieurs des Traités qu'il a compofés, lui ont mérité à jufte titre le renom de Reftaurateur de la Chirurgie ; ce qu'il a publié fur les Accouchemements, ne pouvoit concourir à cette célébrité. Ce ne font que des lambeaux mal affortis, des ouvrages des Grecs, des Arabes, & de fes contemporains entr'autres de Rhodion, dont il a copié jufqu'aux planches, fans avoir la générofité de le nommer.

De même qu'Aëtius, il s'en laiffa impofer par la practique dangéreufe de Philumenus. Séduit par le pompeux étalage des inftruments d'Abufis, il s'attacha fcrupuleufement à les décrire, & il reveilla un goût vers lequel les Chirurgiens de fon temps n'avoient que trop de penchant.

Il eft des temps ou les favants qu'un heureux

PARÉ.

Mauvaife compilation fur les Accouchements.

Réveille le goût des inftruments.

deſtin rapproche du Trône, deviennent les oracles de la ſcience qu'ils profeſſent. La foule
éblouie par les grands exemples, plutôt que par
les bons, s'empreſſe de ſuivre ces êtres pri-
vilégiés, & dédaigne les ſages préceptes d'un
Philoſophe placé dans un rang obſcur. Paré ne
juſtifie que trop cette affligeante réflexion :
il eſt un de ceux dont l'élévation & la réputation exceſſive ont été de la plus dangereuſe
conſéquence. Les Chirurgiens, accoutumés
à reſpecter ſes décifions, ne ſoupçonnerent
pas même qu'il pouvoit errer : ils adopterent
aveuglément tout ce qu'il avoit avancé l'en-
thouſiaſme fut porté ſi loin, que ſes écrits
compoſés originairement en François, furent
traduits en Latin, afin de mieux les répandre & leur aſſurer, pour ainſi dire, l'immor-
talité.

Guillemeau, que déja nous avons annoncé
pour avoir été décoré du titre ſuperbe de ſecond
reſtaurateur des Accouchements, mérite peu de
nous occcuper. Quoiqu'Eleve d'Ambroiſe Paré,
quoiqu'inſtruit par les plus célebres Médecins
du temps, qui s'étoient appliqués à l'étude & à
la pratique de la Chirurgie, tels que Courtin &
Riolan, il reſta toujours dans la claſſe la plus

Danger des grandes pla-
ces.

G U I L L E-
M E A U.

Compilateur
ſans goût.

D ij

ſubalterne. Ses Ouvrages ne ſont, en quelque ſorte, que le réſumé de ce qu'il avoit cru remarquer
de plus intéreſſant dans les leçons de ſes Maîtres
& dans les livres qu'il avoit lus. Les recettes ab-
ſurdes qu'il a eu la complaiſance de conſigner
dans ſes écrits contre les maléfices & les amulettes, ſuffiſent pour donner une idée des progrès que l'art des Accouchements pouvoit faire
entre ſes mains.

L'Allemagne, cette mere d'une nation labo-
rieuſe & infatigable, fait de nouveaux efforts.
L'eſprit de recherche l'a conduit à la découverte
de deux exemplaires d'un même Ouvrage ſur les
Accouchements, attribué à Moſchion, l'un écrit
en Grec, l'autre en Latin. Conrad Geſner, ſur-
nommé, à juſte titre, le Pline de l'Allemagne,
corrige cet Ouvrage, qui étoit volumineux. Gaſ-
pard Vulpius, ſon Eleve, Médecin à Franc-
fort, l'abrege, & le publie dans un Recueil de
Traités d'Accouchements, imprimé à Baſle en
1589, réimprimé à Srasbourg, en 1597 augmenté par Spachius.

On croit aſſez communément que Moſchion
étoit un Médecin de nation juive, qui vivoit à
Rome du temps de Néron. Il paroît que ſon Ouvrage fut d'abord compoſé en Grec, puis traduit en

Latin par fon Auteur. La population étoit chez les Juifs un précepte de Religion. Il eſt à préſumer que parmi eux les Savants s'occupoient beaucoup de tout ce qui pouvoit concourir à cet objet; & s'il eſt permis de juger, par ce qui nous reſte du Traité dont il s'agit, tout porte à croire que les Médecins de cette nation ne furent pas ceux qui, dans l'art des Accouchemens, firent le moins de progrès

L'Ouvrage de Moſchion eſt compoſé avec beaucoup d'ordre, & diviſé en deux Parties. La premiere traite de ce qui précede, accompagne & ſuit l'accouchement; la ſeconde s'occupe des maladies des femmes. L'une & l'autre eſt par demandes & par réponſes, ce qui rend les préceptes qu'elles contiennent plus faciles à ſaiſir. Belle diviſion de l'Ouvrage.

En parlant des préparatifs à l'accouchement, notre Auteur dit : » Les fumigations émollientes Préparatifs.
» ne ſont utiles qu'autant qu'il y a chaleur ou
» ſéchereſſe vers les parties de la génération ;
» car ſi elles ſont froides ou relâchées, elles
» n'oppoſent point d'obſtacle à l'accouchement ;
» mais comme dans celui qui eſt difficile il y
» a chaleur vers l'orifice de la matrice & vers les
» parties naturelles, alors les injections d'huile
» chaude, les fumigations émollientes convien-

D iij

» nent : par ces moyens, on voit naître quel-
» quefois des enfants vivants après des travaux
» longs & pénibles ».

» La mere, dit Moschion, doit prendre des
» situations différentes, selon que l'enfant est
» différemment situé. Il faut quelquefois la pla-
» cer sur le dos, dans d'autres circonstances sur
» le côté droit ou sur le côté gauche : il est des
» cas où il faut la faire poser sur ses coudes &
» sur ses genoux ».

Ce précepte excellent, qui tient à d'autres connoissances essentielles qui ne sont malheureusement point ici développées, indique un Accoucheur habile. Il est sans doute à regretter que Moschion ne se soit pas expliqué sur les raisons qui le déterminoient à donner une de ces quatre situations à la mere. Les plus grands Maîtres ont perdu absolument de vue cet important objet.

» La femme accouchera sur une chaise échan-
» crée, ou percée en rond, afin que l'enfant
» passe dessous, ou elle accouchera sur un lit
» très dur ».

La meilleure position de l'enfant est celle où le sommet de sa tête répond à l'orifice de la matrice : une moins bonne, & qui cependant

(55)

eſt encore naturelle, c'eſt lorſque les pieds ſe préſentent enſemble, les mains étant appliquées ſur les côtés.

Les diverſes poſitions de l'enfant ſont preſque autant détaillées dans cet Ouvrage que dans celui de Rhodion.

» Si le bras de l'enfant ſe préſente, il eſt inutile » de le repouſſer ; il faut aller chercher les » pieds ». précepte admirable que j'ai tâché de tirer de l'oubli. » Si l'enfant ſe préſente en tra- » vers, il faut l'amener par la tête ou par les » pieds, ſelon que l'un ou l'autre manœuvre » eſt plus facile, obſervant, dans ce dernier cas, » d'aſſujettir les bras ſur les côtés ; cependant » l'accouchement par la tête eſt moins dange- » reux ».

» Lorſqu'on amene ou la tête ou les pieds, » il ne faut faire les attractions qu'en ſaiſiſſant » le temps des douleurs ; autrement on pourroit » cauſer une perte dangereuſe. La tête doit s'avan- » cer ou être amenée par ſa partie poſtérieure. Ces principes ſublimes, que nul Auteur n'avoit encore développés doivent être regardés comme les premieres baſes de l'art. Leur oubli a été funeſte aux meres & aux enfants.

Lorſque Moſchion aſſigne les cauſes des ac-

D vi

couchements laborieux , il les trouve ou dans la mere, ou dans l'enfant, ou dans le placenta , ou dans l'air extérieur qui refferre l'orifice de la matrice. » S'il y a fievre , dit-il, tout le fyftême » nerveux de la mere en fouffre, & le danger » eft grand fi le pouls eft petit , & acconpagné » de délire ».

Caufes d'ac-couchements laborieux.

Si la tête eft trop groffe ou hydrocéphale, il n'y a d'autre moyen , fuivant Mofchion, que d'en faire le facrifice. Il faut l'ouvrir, du côté de l'occiput , avec un fcalpel ou un couteau. Le crochet, lorfque l'on s'en fert , doit être appliqué ou aux yeux , ou à la bouche, ou à l'occiput.

Tête trop groffe.

Il faut faire , dit cet Auteur, la ligature du cordon de l'ombilic, du côté de la mere , & du côté de l'enfant, & couper entre les deux ligatures avec un fcalpel. Mofchion fe moque ici de ceux qui avoient la fuperftition de n'employer , pour cette amputation , que la croûte du pain, un couteau de bois , un morceau de verre, ou du fil.

Ligature & fection du cordon ombilical.

Ces préceptes judicieux font bien conformes à ceux de Paul d'Ægine & de Rhodion ; fi Mofchion, comme il y a lieu de le préfumer, ne leur a point été connu, la conformité de leurs

Conformité de la bonne doctrine.

idées, prouve qu'ils étoient tous trois dans le bon chemin. L'art, dans l'Ouvrage de ce dernier, est bien plus riche & mieux développé. S'il s'y trouve quelques erreurs, elles font légeres, & amplement rachetées par les utiles vérités qu'il renferme en abondance. Nous voudrions que les bornes qu'exige un récit historique nous permissent d'en donner une idée plus étendue : nous le ferions avec d'autant plus de plaisir, qu'il nous a paru que cet admirable Ouvrage n'a pas jusqu'ici été assez connu des Accoucheurs.

Auteur peu connu.

Tandis que l'Allemagne s'empressoit de recueillir les salutaires préceptes de Rhodion, Moschion & autres Médecins célebres, une Sage-Femme publia en France le fruit de sa propre expérience, & le résultat de ses réflexions : elle est connue sous le nom de Louise Bourgeois.

Louise Bourgeois.

Les plus célebres Médecins de la Faculté de Paris, entr'autres Dulaurent, se firent un plaisir de cultiver les heureuses dispositions que lui avoit donnée la Nature pour l'art qu'elle professoit. Bientôt elle se crut en état d'instruire, par ses écrits, ses semblables ; &, à l'imitation de la fameuse Aspasie, elle s'acquit à la fois & la confiance de son sexe & l'estime de ses contemporains. Si l'art, dans ſes mains, ne fit pas de nouveaux progrès, la poſtérité ne lui reprochera pas de l'avoir détérioré.

Enfin Mauriceau parut. Après s'être livré tout entier à l'étude des Accouchements, & les avoir long-temps pratiqués à l'Hôtel-Dieu de Paris, il publia en 1668 un Traité de Maladies des Femmes, dans lequel il renferma ſa doctrine ſur les Accouchements. Ce Chirurgien, à l'exemple d'Ambroiſe Paré, ne rendit aucun hommage aux Médecins célebres dont il mit à profit les travaux. Il les copia ſouvent en entier ſans ſeulement les citer. Par exemple, ſa deſcription anatomique des parties de la génération n'eſt qu'une compilation peu correcte de ce qu'avoit dit le Médecin Vézale, dont il s'appropria juſqu'aux planches; il s'eſt également ſervi de celles de Rhodion, dont il a beaucoup emprunté, en négligeant, toutefois, d'excellents préceptes. Comme Ambroiſe Paré, il ſe fit traduire en Latin. Prévenu en faveur de ſon propre mérite, il trancha durement ſur les opinions de Graaf & de Swamerdam, qu'il eût dû révérer comme ſes Maîtres, tant en Hiſtoire naturelle qu'en Anatomie. Son entêtement fut même juſqu'à nier des faits conſtants, parcequ'ils détruiſoient

les opinions qu'il avoit adoptées. Il soutint qu'il
ne pouvoit y avoir de conception dans les trom-
pes ; & lorfqu'on lui préfenta la preuve contraire,
il eut le front de dire que c'étoit une hernie de
matrice. Cette réponfe feule fuffiroit pour faire
connoître fon entêtement.

Mauriceau négligea les préparatifs à l'Accouchement par les fomentations , les fumigations
émollientes ; il fut même jufqu'à les blâmer (1).
Il ne fit aucune attention au refferrement de la
matrice, auquel les anciens Accoucheurs avoient
eu tant d'égards, & auquel ils avoient remédié
avec fuccès. Sa négligence fur cet objet le con-
duifit à l'ufage, des inftruments les plus dangereux, des manœuvres les plus mal entendues &
les plus mortelles. Ce fut dans un cas où le refferrement de la matrice s'oppofoit à la fortie de
l'enfant, qu'il inventa fon meurtrier Tire tête ;
tandis qu'il ne falloit faire ufage que de fes
mains, ou des moyens médicinaux que nous
avons indiqués. C'eft le fort de quiconque perd
dè vue les vrais principes , de recourir à des
expédients barbares & homicides, fans com-

Préparatifs à l'accouchment des Anciens négligés.

Perd de vue le Spafme.

Y fubftitue des inftruments barbares.

---

(1) Obferv. 382.

prendre qu'il en coûte infiniment plus pour vio-
lenter la nature que pour l'imiter & la rappeller
à sa marche ordinaire.

Mauriceau ayant donc perdu de vue les moyens
propres à modérer les efforts de la nature, il mit
en usage ceux qui pouvoient l'irriter, & dont
on a plus rarement besoin que des premiers. Souvent il donnoit, avant l'accouchement, un verre d'infusion de deux dragmes de
séné (1) avec le jus d'une orange, à dessein de
provoquer des douleurs. Nous pensons que ce
remede ne peut être utile que dans les cas où
les efforts de la nature sont trop foibles, &
même, sous cet aspect, il remplit mal le but
qu'on se propose ; mais s'il y a érétisme, il est
très dangereux, & peut causer des convulsions,
comme il arriva dans une occasion où Mauriceau
en fit usage, ainsi que des lavements âcres
avec le miel purgatif & le sel (2).

Il ignora le mécanisme du passage de la tête
de l'enfant à travers le bassin ; il ne connut point,
ou saisit mal ce qu'avoient écrit sur cet objet

Préparatif à l'accouchement par les purgatifs.

Danger de cette métho-de.

Ignore le méchanisme de la tête.

(1) Observ. 14, 135, 198, 215.
(2) Observ. 506.

(61)

Paul d'Ægine, Rhodion, Moſchion. Cette ignorance, jointe à l'oubli des préparatifs, rendit ſa
pratique inſtrumentante & funeſte aux meres &
aux enfants.

Lorſque l'enfant préſente la face au pubis,
Mauriceau regarde l'accouchement comme très
laborieux. Il en apporte pluſieurs raiſons bien
ſingulieres. Tantôt il dit que l'inégalité des bras
qui répondent au ventre (2) de la femme, in-
tercepte les contractions de la matrice ; d'autres fois il s'en prend aux pieds de l'enfant. Il faut ſe diſpenſer de toute réflexion ſur
d'auſſi futiles raiſons : nous nous bornons à dire
que Mauriceau a obſervé que, dans ces poſitions,
l'accouchement étoit difficile : nous en indi-
quons la vraie raiſon ; & , lorſque la nature ne
peut ſeule ſe ſuffire , nous ſubſtituons des
moyens aiſés aux manœuvres inſtrumentantes &
meurtrieres qu'employoit notre Auteur.

Mauriceau a le premier parlé de la poſi-
tion de la tête de côté. Il faut examiner
ſi en effet cette poſition exiſte telle que cet
Auteur l'a conçue, c'eſt - à - dire , ſi l'enfant

____

(1) Obſerv. 346.

peut préfenter la partie latérale de fa tête à l'orifice de la matrice, de forte que l'autre côté foit
appuyé fur l'épaule oppofée.

Mauvaife
manœuvre.

Quant à préfent, il fuffit de défapprou-
ver les moyens qu'il employoit pour changer
cette pofition. En effet, il croyoit avoir fait mer-
veille, s'il parvenoit à contourner la tête de
l'enfant, de maniere qu'elle préfentât le fommet (1) ; s'il ne le pouvoit pas, il employoit le
crochet : manœuvre meurtriere, & dont il a reconnu fans doute l'inutilité, puifqu'il prefcrit
dans le même cas d'aller repouffer les épaules ;

Erreur fur
l'enclave-
ment des
épaules.

croyant qu'elles faifoient obftacle (2) : autre manœuvre encore impraticable & inutile.

La caufe de cet obftacle étant mal connue,
l'Auteur a varié fur les moyens de le furmonter,
fans avoir jamais eu l'avantage de rencontrer
celui qui pouvoit feul conferver facilement la vie
de l'enfant. Il eft facile de prouver que l'obftacle
vient alors de ce que la tête, s'avançant par une
partie qu'elle ne doit pas préfenter, offre un
diametre plus étendu que celui qu'elle tente

---

(1) Obferv. 38, 39.
(2) Chap. 17, liv. II, tom. I.

(63)

de franchir. Il eft donc ridicule de rechercher la caufe de l'obftacle, comme le faifoit
Mauriceau, dans un prétendu enclavement des
épaules (1), dont il croyoit que le volume
chez les enfants étoit proportionné à celles des
peres. Cette abfurdité a été copiée & repro-
duite par un Accoucheur moderne, qui fe l'eft
appropriée comme une découverte de fon génie
créateur.

Si un bras (2) fortoit à l'orifice, Mauriceau le
reportoit dans la matrice ; s'il ne pouvoit y parvenir, il n'en faifoit pas l'amputation, comme
Paré, mais le tordoit.

L'accouchement par les pieds ne fut pas regardé de Mauriceau comme auffi difficile que
l'avoient cru les Anciens. Il eft vrai que la méthode de dégager les bras, indiquée par Rhodion, avoit enlevé à cet accouchement fes plus
grandes difficultés ; cependant depuis la découverte de cette méthode, les plus habiles Médecins préféroient, & avec raifon, l'accouchement
où l'enfant préfentoit la tête. Mauriceau ne fut

(1) Obferv. 27.
(2) Liv. 2, Chap. 20.

Abus de ce principe.

pas réduire à l'acte ce principe si simple, & utile ; il prescrivit, dans tous les cas où l'accouchement rencontroit quelque obstacle par une mauvaise position de la tête de l'enfant, d'aller chercher les pieds, quoiqu'il eût été facile de réduire la tête à une position convenable, comme le faisoient Rhodion & Moschion.

Mauvaise manœuvre.

Il négligea d'indiquer la nécessité de faire les attractions sur les parties latérales de l'enfant, peut-être qu'il n'en connut pas l'importance ; & lorsque la tête est arrivée sur l'ouverture du bassin, il prescrit de la placer en-dessous, c'est-à-dire, la face tournée du côté du sacrum, ce qui souvent la décole, d'après son propre aveu, quelque précaution qu'on prenne (1).

Il est heureux toutefois que Mauriceau ait eu tant de confiance dans l'accouchement par les pieds, sans ce principe, sa pratique déja très meurtriere, l'eût été infailliblement davantage. Cette erreur empêcha quelques individus d'être la victime d'une erreur plus funeste ; du moins c'est ce que son goût instrumentant autorise à penser ; car sans parler de son

Tire-tête.

effrayant Tire-tête, dont il meubla l'arsenal d'Al-

---

(1) Liv. 2, Chap. 13, tom. 1.

bucasis,

bucafis, il fut un des plus grands partifans des moyens cruels : les inftruments mêmes eurent pour lui tant de charmes, il prétendit en tirer tant d'illuftration, qu'il les fit fervir d'ornement & de bordure à fon portrait, au bas duquel il eut la modeftie de faire graver cette épigraphe ridicule, *Me fol non umbra regit*, que quelque plaifant eût pu lui rétorquer en renverfant l'ordre des mots. Auteur préfomptueux, il répéta fi fouvent fon éloge, qu'à la fin il accoutuma les autres à le croire fur fa parole. Les merveilleux effets qu'il attribuoit à fon tire-tête furent regardés comme réels : il parvint de fon temps à lui faire donner la préférence fur un inftrument précieux dont l'humanité a retiré les plus grands avantages.

Cet inftrument heureux venoit d'être inventé en Angleterre, & ce fut le premier début des Anglois dans l'Art des Accouchements. Début brillant, il annonçoit les utiles découvertes dont cette Nation laborieufe a depuis enrichi l'Art dont nous traçons l'hiftoire : on devine aifément que je veux parler du forceps. Nous ignorons s'il avoit été connu des Anciens. Hippocrate parle, à la vérité, d'un inftrument avec lequel on tire l'enfant vivant, mais il ne dit rien de fa forme ;

E

les autres Grecs ne nous ont rien laiſſé de poſitif
ſur cet objet. Les Arabes , en voulant tout perfectionner , ont tout défiguré ; & ſi cet inſtrument eût été chez eux tel qu'il exiſte , ſon utilité,
bien prouvée , auroit rendu leurs autres inſtruments inutiles.

Chamber-
leyne , auteur
du forceps ,
propoſe   de
vendre   ſon
ſecret.

Chamberleyne paſſe pour l'inventeur de cet
inſtrument , dont il fit un ſecret. Il vint en France
pour traiter avec le Gouvernement , auquel il
propoſa de dévoiler ſon invention. Mauriceau
vit à regret un rival , qui prétendoit lui enlever
la gloire que lui procuroit ſon meurtrier tire
tête : il épia ſes démarches , moins pour en profiter , que pour les rendre fatales à leur Auteur.
Chamberleyne , comptant trop ſur ſon forceps ,
l'applique dans une circonſtance où le baſſin étoit
trop étroit pour donner paſſage à la tête de l'enfant,
même diminuée de volume par l'inſtrument :
cette application , faite mal-à propos , n'eſt ſuivie
d'aucun bon ſuccès : auſſi-tôt l'ambitieux , le jaloux Mauriceau triomphe , crie au meurtre , à

Moriceau
l'éloigne.

l'impéritie : Chamberleyne n'eſt plus écouté ; il
ſe retire en Hollande , dans l'eſpérance d'y trouver des rivaux moins redoutables , des acqué-
reurs plus empreſſés ; & , pour éviter les clameurs
de ſon dangereux antagoniſte , il ne trouve pas

(67)

d'autre moyen, que de lui faire un hommage solemnel, en traduisant en Anglois son Ouvrage. Chamberleyne se fut bien vengé, & eut porté un rude échec à la réputation de Mauriceau, s'il se fut contenté de traduire simplement ce qui est relatif au manuel des accouchements.

Mauriceau, quelque temps après avoir publié son Traité de maladies des femmes, donna un Recueil de ses Observations. On y voit sa maniere d'opérer, & j'avoue que je n'ai pu, sans gémir sur le sort de l'humanité, lire le nombre des victimes, dont ses Observations sont en quelque sorte le triste nécrologe : je crois, en lisant cet Ouvrage, parcourir un de ces Recueils d'Observations anatomiques & sépulcrales, dans lesquelles on apprend, par l'aspect de la mort, à conserver la vie. C'est avec cet esprit, je pense, qu'il faut lire cet Auteur, plutôt qu'avec le desir de le prendre pour modele ; il faut, en le parcourant, se demander à chaque observation funeste, ou pour la mere ou pour l'enfant, quels sont les moyens que la pratique plus éclairée fournit de nos jours, pour éviter une pareille barbarie.

Loin donc que Mauriceau ait enchéri sur Paul d'Ægine, Rhodion & Moschion ; il négligea les

E ij

meilleurs préceptes de ces grands-maîtres. Si son ouvrage sur le Manuel des Accouchements eût été isolé, on en eut senti toute la foiblesse que quelques-uns de ses contemporains lui reprocherent.

Son mérite. Sa grande pratique cependant lui donna de l'expérience & un pronostic, dont on peut tirer parti en se mettant en garde contre ses fautes. Le toucher est la base de l'Art des Accouchements, Mauriceau le sentit, & le premier sur cet objet nous a donné des détails intéressants.

Nous ajouterons que Mauriceau a recueilli en praticien éclairé, beaucoup de choses sur les maladies des femmes. Cette partie de son Ouvrage, quoiqu'il s'en faille beaucoup qu'il l'ait complettement traitée, lui a mérité, grace pour l'autre; les applaudissements qu'elle lui valut de la part même des Médecins, malgré les fautes qu'on y rencontre, on fait oublier que l'Art proprement dit, avoit peu acquis dans ses mains. Son caractere lui fit des ennemis & ses talents des jaloux.

La partie médicinale lui a mérité grace pour l'autre.

Mauriceau avoit du goût pour son Art, & l'esprit de recherche qu'il n'appliqua pas malheureusement assez à la partie dont il s'occupoit le plus, & qui avoit le plus befoin d'être éclairée. Il fut au-deffus de fes contemporains par la fupériorité de fes connoiffances, & fes détracteurs, même en le blâmant, adopterent fa doctrine & fes erreurs. *Au-deffus de fes contemporains.*

Dans le même fiecle parurent fucceffivement Viardel, Portal, Peu, Aman, Dionis & une infinité d'autres Chirurgiens, qui pratiquerent cet Art & publierent leurs principes. Tous nous offrent un mêlange d'erreurs & de quelques bonnes obfervations. Viardel, par exemple, fentit que Mauriceau abufoit des inftrumens; il voulut les profcrire, mais n'établiffant pas une méthode qui y fuppléât, il fit un vuide dans l'Art qui tendoit à le rendre encore plus barbare qu'il ne le fut dans les mains de Mauriceau. *VIARDEL, PORTAL, PEU, AMANT, DIONIS, &c.*

La Hollande au commencement du fiecle préfent, produit enfin un Ouvrage fur cet Art important; nous en fommes redevables au Docteur Deventer. Le Traité que cet habile Médecin a compofé en Latin fur les Accouchements; mérite la plus grande attention & les plus profondes méditations. Deventer a reconnu l'abus des inftruments, & la néceffité du raifonnement; il a fenti qu'il falloit ifoler la partie opérante comme l'avoient fait Celfe, Paul d'Ægine Rho- *DEVENTER.* *Ifole la partie chirurgicale de la médicinale.*

dion, Mofchion & autres, & ne la pas confondre avec la partie Médecinale pour ne pas prendre le change fur les moyens que l'une & l'autre
doivent employer.

» Ceux qui m'ont précédé, dit-il dans fa Pré-
» face, n'ont eu pour bafe de leur conduite, que
» des conjectures & des foupçons, pour moi je
» m'en fuis tenu à l'obfervation, je n'ai pas
» voulu tomber dans le ridicule de ceux qui
» chargent leurs Traités d'Accouchements d'une
» infinités d'accidents qui précedent & fuivent
» les couches, & lorfqu'ils en viennent au fait,
» ils n'ont pas de quoi remplir de quelques pro-
» babilités quelques chapitres dont ils fe dé-
» barraffent le plutôt qu'il leur eft poffible, &
» le lecteur eft étonné de voir une théorie Mé-
» dicinale, où il ne cherchoit que l'opéra-
» tion ».

Faut-il qu'un reproche fi judicieux n'ait pas
corrigé les Accoucheurs poftérieurs à Deventer ?
Par quelle fatalité fur-tout eft il arrivé que depuis ce grand-Homme, la confufion ou plutôt
le mêlange de la partie Médicinale avec la Chirurgicale, eft devenu le caractere principal de
ceux qui ont eu & qui ont encore aujourd'hui le
plus de célébrité dans l'Art des Accouchements ?

Mais il vaut mieux expofer la doctrine de ce Médecin célebre, que d'infifter davantage fur une réflexion qu'il fuffit de préfenter pour faire connoître à nos lecteurs une des principales caufes de la lenteur avec laquelle l'Art que nous traitons a fait quelques progrès.

Deventer n'a point parlé des fumigations & autres préparatifs à l'Accouchement ; cependant lorfque les douleurs étoient exceffives, & quelles faifoient appréhender ce fpafme auquel les Anciens avoit tant d'égard ; il eft certain qu'il avoit une méthode pour les modérer. Mais né dans un pays où l'on s'imaginoit que le miftere étoit un chemin qui conduit à la fortune, il paya le tribut à la prévention commune, & fit un fecret de fa méthode, ou du moins, ne s'expliqua que d'une maniere obfcure & énigmatique. Nous croyons toutefois pouvoir conjecturer d'après ce qu'il dit que fa pilule merveilleufe étoit l'opium corrigé par un acide concentré : remede très utile & dont les Médecins Accoucheurs ont ufé avec fuccès en le donnant dans certaines circonftances avec précaution. Nous y reviendrons en parlant de ceux qui l'ont employé, & nous indiquerons dans notre pratique, dans quel cas il peut être adminiftré, &

les précautions à prendre selon les circonstances.

L'obliquité de la matrice pendant la groffeffe,
remarquée par Afpafie, Mofchion & autres,
n'échappa point aux obfervations de notre Auteur : elle lui fembla même mériter les plus profondes réflexions. Il tira, de ce fait avoué, des
conféquences toutes neuves & très importantes
pour la pratique. Ceux qui l'ont critiqué de
fon temps, ainfi que ceux qui le critiquent du
nôtre fur ce point, ne l'ont point compris : il
ne s'attacha à connoître la pofition de ce vifcere,
que pour mieux s'affurer de la vraie direction
de fes forces pendant le travail, & c'eft cette
connoiffance qui rendit fa pratique fi fimple &

fi heureufe. » La plupart des Accouchements la-
» borieux ne le font, difoit ce favant Homme,
» que parceque la pofition de l'enfant ne répond
» pas à l'obliquité de la matrice ». Cette obliquité n'eft point un vice comme le prétend mal-
à-propos un Accoucheur moderne : elle eft au
contraire généralement utile, & ne peut être
nuifible que relativement à la pofition de l'enfant. C'eft ainfi que faute de faifir la penfée
d'un Auteur, on le critique avec autant de témérité que de précipitation. C'eft ainfi qu'on

rejette une nouvelle découverte, parcequ'on ne se donne pas la peine de la confidérer fous fes vrais rapports, & qu'on recule les progrès des Arts, en s'imaginant fouvent les avancer.

Deventer a renfermé tout ce qu'il y a de plus effentiel aux Accouchements dans trois Chapitres (1) de fon Ouvrage mal faifis & plus mal commentés par ceux qui ont publié fa doctrine.

Il faut felon Deventer pour que l'Accouchement foit heureux, que l'enfant préfente le fommet de la tête, le menton appuyé fur la poitrine. Lorfque la tête n'eft pas dans cette pofition, elle offre une maffe trop groffe qui ne peut fe faire iffue : en ce cas il faut, dit cet Auteur, abaiffer le menton fur la poitrine, pour que le fommet fe préfente à l'orifice ; mais fi la face eft defcendue, que le fommet foit élevé, il faut porter les doigts dans la bouche de l'enfant & l'attirer doucement. On voit par ces préceptes que Deventer connoiffoit parfaitement la pofition la plus naturelle & la plus avantageufe de la tête du fœtus ; nous avons vû ci-deffus qu'il connoiffoit également quelle pofition devoit

Pofition de la tête dans l'Accouchement naturel.

---

(1) Voyez les Chap. 35 , 36 , 37.

avoir la matrice relativement à celle du fœtus ; & ce double rapport entre les pofitions, fuffit pour nous indiquer jufqu'où il avoit porté fes obfervations & fes recherches ; tout ce qu'on peut regretter, c'eft qu'il ne fe foit pas étendu davantage fur des articles fi importants, & qui méritoient fi fort d'être plus complettement développés.

Bras à l'orifice. Lorfque la main de l'enfant fe préfentoit à l'orifice (1), fi la pofition & les circonftances le lui permettoient, il alloit chercher la tête & la rappelloit à une fituation convenable, ou bien, il alloit chercher fimplement les pieds, fans trop **Ne le repouffe dans la matrice.** s'occuper du foin de repouffer le bras, comme l'avoient fait, d'après plufieurs Anciens, Ambroife Paré, Mauriceau & autres. Mofchion, avant Deventer, avoit déja prefcrit cette marche, fans malheureufement en donner la raifon : Deventer ne l'indique pas non plus ; mais il avertit, au moins, que, dans ces circonftances, ce n'eft pas du bras forti que vient l'obftacle.

Ambroife Paré, Mauriceau & autres, toujours attachés aux accidents & aux apparences,

---

(1) Chap. 9.

jamais ne remontant à la caufe, repouffoient le bras; & ne pouvant y parvenir, ils ordonnoient de l'amputer, au rifque quelquefois de l'employer fur un enfant vivant, comme il n'eft que trop fouvent arrivé. Cette pratique barbare, qui s'eft propagée jufqu'à nos jours avec tous fes dangers, s'eft accréditée par l'autorité de ceux qui l'ont ou employée, ou recommandée, au point qu'on a même ofé en faire l'éloge. J'ai cru être utile à l'humanité (1), en développant la caufe de l'obftacle, & en fubftituant des moyens fimples & faciles à une mauvaife manœuvre & à une opération cruelle.

Lorfque l'enfant (2) fe préfentoit en travers, Deventer, attaché aux bons préceptes des Anciens, ou plutôt à la raifon, replaçoit la tête dans une bonne pofition, & il trouvoit cette méthode moins dangereufe que d'aller chercher les pieds. Cependant il y avoit des cas où il ne l'employoit pas; c'étoit ceux où la tête ne pouvoit être replacée convenablement à l'obliquité, ce dont il donne un exemple dans la Figure XXII.

---

(1) Voyez Journal de Médecine, Mars 1774.
(2) Chap. 39, 40.

Deventer n'employoit pas les inftru- ments.

Remédie au fpafme.

Recule le coxis.

Mécontent du Traité de Mauriceau.

De fon en- clavement des épaules.

A porté un jour nouveau fur l'Art.

On n'apprend point que dans les accouche‑ ments, même laborieux, Deventer ait jamais fait ufage des inftruments. Il combattoit l'éré‑ tifme, le fpafme de la matrice par un emploi judicieux des narcotiques ; la mauvaife obli‑ quité de la matrice, relativement à la fituation de l'enfant, par une pofition convenable donnée à la mere. Lorfque la tête ne pouvoit fortir, par‑ ceque le diametre de la cavité du baffin étoit trop petit, il l'agrandiffoit en reculant & le coxis & le facrum.

Deventer étoit peu content de l'Ouvrage de Mauriceau : il en fit très fouvent une jufte cri‑ tique, principalement lorfqu'il combat l'opinion de ceux qui foutenoient que fouvent la tête ne peut fortir parceque les épaules étoient encla‑ vées, & qui, d'après Mauriceau, alloient cher‑ cher l'enfant par les pieds, ou employoient les crochets, & faifoient périr tous les enfants qui paffoient par leurs mains (1). Cette erreur, dit Deventer, a malheureufement infefté toute la terre.

Cet Ouvrage enfin a porté un jour nouveau

____

(1) Chap. 37.

fur la théorie & la pratique des Accouchements. Nous ne faurions trop en recomman-
der la lecture, ou plutôt d'en faire l'objet d'une
étude réfléchie, fi on veut pratiquer avec fuccès un Art fi intéreffant.

Comme Paul d'Ægine, Deventer fut l'oracle
des Sages-Femmes, qu'il fe fit un devoir d'éclairer. Sa pratique fut des plus heureufes. Sa douceur & la fimplicité de fa méthode le mettent
au rang des bienfaiteurs de l'humanité.

Quatorze ans après que le Traité de Deventer
eut paru, c'eft-à-dire en 1715, un Accoucheur
de Valogne, nommé Lamotte, publia un Recueil d'Obfervations fur les Accouchements. Il
ne paroît pas que cet Auteur ait connu l'Accoucheur Hollandois ; cependant le même efprit
de prudence & de douceur les infpira tous deux.
Quiconque, avec un caractere ardent & tranchant, fe livre à l'étude de l'Art dont nous traitons, n'a qu'à parcourir & méditer le Recueil de
Lamotte ; il y trouvera de puiffants lénitifs capables de calmer les irritations de l'imagination
la plus fougueufe. Les obfervations de cet Auteur annoncent, en effet, un Praticien mo-
déré. Doué d'une patience intelligente, il fentit

de quelle néceſſité il étoit que le plus grand diametre de la tête fût ſitué ſur le plus grand diametre du baſſin : auſſi remarqua-t il que la tête heureuſement placée ſur le baſſin , y eſt ſituée obliquement , de maniere que la face répond à la partie latérale & poſtérieure du baſſin , & l'occiput à la partie latérale & antérieure du côté oppoſé. Son Ouvrage , qui lui a peu coûté , n'eſt que l'eſquiſſe d'un grand tableau , qu'il étoit bien en état d'exécuter. Son eſprit, ſon jugement le rendirent capable de découvrir la véritable marche de la nature ; mais ſa négligence & peut-être ſes occupations l'éloignerent de ce travail : ce qu'il a écrit ſuffit pour nous apprendre que ſa patience & ſa ſagacité le mirent en état de négliger plus que ſes compatriotes tous les inſtruments.

Si les partiſans de la nature faiſoient peu d'efforts pour ſoutenir les droits de cette tendre mere , il n'en étoit pas de même des promoteurs de la ſcience inſtrumentale. Nous avons déjavu Chamberleyne quitter ſa patrie , paſſer en France , ſe retirer en Hollande , & prendre ſon forceps pour une clef qui devoit lui ouvrir tous les tréſors ; nous avons vu par quels moyens

Pratique inſtrumentale ſe propage.

Mauriceau parvint à faire triompher son tire-
tête. De nouveaux personnages vont figurer sur
la scene.

Le premier qui se présente, est l'Hollandois
Ruisch, connu par ces belles injections que ses
contemporains ont placé au rang des merveilles.
Ami du mystere, il cache soigneusement les
découvertes admirables qu'il a faites dans l'Art
d'injecter. Le même goût du secret se manifeste
relativement aux connoissances qu'il acquiert
sur les Accouchements. Il s'associa avec Rhonhouisen , autre Hollandois aussi mystérieux
que lui, pour acheter l'instrument de Chamberleyne. L'esprit mercantile de leur nation s'em-
pare de ces deux hommes, grands d'ailleurs par
d'autres découvertes, & l'Art, dont ensemble
ils font une étude particuliere, est par eux enveloppé des ombres du mystere, & n'est distribué par eux qu'au poids & pour de l'or.

L'instrument de Chamberleyne étoit destiné à
forcer la tête de l'enfant, à franchir le détroit
du bassin sans qu'elle en fût offensée. Les nouveaux possesseurs, plus instruits que l'inventeur ,
furent parfaitement remplir cet objet avec une
seule branche de l'instrument Anglois. Le Peu-
ple, qui s'attache toujours aux apparences, sup-

poſa du merveilleux dans la maniere d'agir de cet inſtrument, tandis que tout le prodige con-ſiſtoit dans ſa juſte application. Chacun s'em-preſſe de connoître un ſecret ſi précieux : efforts inutiles ; les deux aſſociés le dérobent aux yeux indiſcrets, & s'excuſent ſur un engagement ſacré de ne point le divulguer. Mais, ſoit que l'en-gagement ne fût que conditionnel, ſoit autre-ment, ils ſurent le concilier avec leurs intérêts. Plus d'une fois ils vendirent à grand prix ce pré-tendu inſtrument & la maniere de s'en ſervir. Je dis prétendu, car ces habiles Marchands ſe comporterent avec tant d'adreſſe, que les ac-quéreurs, en ſe réuniſſant, & comparant ce qu'ils avoient acquis, pouvoient encore douter s'ils avoient l'inſtrument primitif, car aucun d'eux ne le poſſédoit en entier, mais ſeulement une des branches dont il étoit compoſé, avec de lé-geres différences dans la forme de quelques unes de ſes parties. Différences nullement eſſentielles, relativement au but qu'on lui faiſoit remplir.

C'eſt à regret que nous rapportons ces faits, non moins indignes de deux Savants que de deux Républicains. A la faveur de toutes ces petites manœuvres, Rhonhouiſen laiſſa à ſes deſcendants la réputation d'être ſeuls poſſeſſeurs

du

En font un ſecret.

Qu'ils ven-dent à grand prix.

Leur adreſſe.

du véritable instrument ; il ne leur manquoit plus que le privilege exclusif de s'en servir, & par suite, d'exercer seuls les Accouchements. La postérité aura sans doute peine à croire que si ce privilege ne leur fut pas expressément accordé, il le leur fut du moins implicitement, puisqu'on leur commit l'examen de ceux qui se destinoient à cet Art, & que les aspirants ne purent l'exercer qu'avec leur attache, & qu'en se faisant initier au mystere dont on leur faisoit payer la découverte.

La Hollande & l'Angleterre se confiant dans les secrets des Chamberleyne & des Rhonhouisen, ayant même pour ces instruments inconnus quelque sorte de vénération, négligerent l'étude & la pratique des vrais principes. Cette maladie, depuis long temps épidémique en France, y faisoit également des ravages : on y voyoit germer chaque jour la doctrine instrumentante de Paré & de Mauriceau ; & les gens de l'Art étoient même venus au point qu'ils aspiroient bien moins après une théorie nouvelle qu'après de nouveaux instruments.

Palfin, Chirurgien à Gand, étoit à l'affût des nouveautés, & tous les ans couroit de son pays à Londres pour y faire quelque découverte, &

F

de cette Ville à Paris pour la proclamer, comme s'il en eût été l'Auteur. Il vint présenter en France deux cuillers croisées en forme de pince. Cet instrument, plus massif & moins utile que le forceps & le levier de Chamberleyne, fut réclamé par Gilles le Doux, Chirurgien de la Ville d'Ypres, qui l'avoit réellement inventé, peut-être d'après quelques ouï-dires de celui de Chamberleyne. Quoi qu'il en soit, l'arsenal François s'en accrut, & depuis, jusqu'à nos jours, deux nations se sont disputées la gloire de cette invention ; toutes deux se sont occupées à fenêtrer le forceps, à le courber, à le rendre plus léger, & à le porter sous deux formes différentes, tenant chacune de son origine, au point où nous le voyons aujourd'hui chez l'une & l'autre.

Chapman, Chirurgien Anglois, donna, en 1734, un Traité d'Accouchements, qui n'est presque qu'une apologie continuelle de l'instrument de Chamberleyne, & une Critique inepte de Deventer, dont il ne comprit point les excellents principes. Il fit toutefois des corrections au forceps, qui n'ont point été inutiles.

Giffard dans le même-temps recueillit des observations, qui furent publiées par le Docteur Hody. Giffard plaçoit, comme la Motte, le plus

grand diametre de la tête fur le plus grand diametre du baffin : mais Giffard alla plus loin ;
car il l'établit en principe. Il employoit le même Place convenablement
la tête.
forceps que Chapman, auquel il fit également
quelques corrections utiles ; il fut le premier qui,
contre l'opinion de Deventer, prouva, par une
multitude d'expériences heureufes, qu'on pouvoit terminer l'accouchement, lorfque l'enfant
ne préfentoit qu'un feul pied. Avant Giffard, Amene l'enfant par un
feul pied.
cependant le célebre Clément, en France, avoit
employé & recommandé cette manœuvre ; mais
cet habile Chirurgien n'a malheureufement
point écrit fur fon Art ; & divulgué les connoiffances précieufes, qui lui mériterent l'eftime &
la réputation qu'il s'acquit.

Un Eleve de Deventer, nommé Dawkes, Dawkes
éleve de De-
venter.
publie en Anglois un Traité d'Accouchements,
dans lequel il développe les principes de fon
Maître, qu'il loue avec enthoufiafme. Il entre
dans les plus petits détails, fur toutes les pofitions que peut prendre l'enfant ; il s'explique
même plus clairement que Deventer, fur la
marche de la tête dans le baffin ; il infifte fur Embraffe fa
doctrine.
la néceffité de la faire defcendre par fa partie
poftérieure ; enfin, il enfeigne à terminer, par
des manœuvres très judicieufes, toutes les pofi-

tions qu'il établit ; Dawkes démontre l'obliquité de la matrice, & en même-temps il en prouve les avantages lorsque la position de l'enfant y répond ; croyant que les principes seuls lui suffisent, il rejette toutes sortes d'instruments, même celui de Chapman.

MANINGHAM

Le Docteur Maningham rassemble sur l'Art, dont il s'agit, les meilleurs préceptes, & publie, en 1739, un Traité classique sur les Accouchements : on a tellement senti l'utilité de cet Ouvrage, qu'il a été traduit en plusieurs langues.

LaFrance néglige les principes pour les instruments.

La France continuoit de négliger les principes pour le système instrumentant de Paré, de Mauriceau & de Palfin. En vain, en 1736, on traduisit l'Ouvrage de Deventer : la Nation, prévenue pour le forceps, corrigé par Grégoire, échancré par Dussé, & courbé par Levret, critiqua Deventer sans l'entendre : chaque Chirurgien ne s'occupoit qu'à retrancher ou ajouter à l'instrument. Palfin avoit voulu joindre une troisieme cuillere à son instrument; & c'est, d'après cette idée, que M. Levret forgea un instrument à trois branches, que l'on réunissoit pour les faire entrer dans la matrice, & qu'on développoit dans son intérieur. Cette machine fut accueillie avec éloge, quoiqu'elle n'eût d'effet réel que celui d'étonner, par fa complication. Des Eleves de M. Levret portent en Allemagne fon forceps, qu'ils corrigent à leur maniere ; & cet Art, fi important, eft replongé dans la barbarie , dans le pays même qui le vit renaître. Deventer étoit négligé dans fa propre Patrie, & l'on conteftoit fes fuccès, tandis qu'on croyoit fur parole des Praticiens inftrumentants , dont l'imagination déréglée augmentoit chaque jour le nombre des victimes.

L'Anglois Penfeur faifoit cependant tous fes efforts, pour faire jaillir une lumiere pure du conflit des opinions. Bientôt , par des étincelles rapprochées, le jour va naître ; jour qui doit confoler la raifon, & éclairer l'univers : d'heureufes combinaifons, des rapports entre les objets vont élever l'Art jufqu'à la démonftration.

Ould, Chirurgien de Dublin, donne, en 1742, un Traité d'Accouchements : en Ingénieur habile, il leve le plan du baffin ; il en démontre les dimentions différentes. On ne s'égarera plus dans un dédale inconnu ; c'eft le compas à la main qu'on va déformais chercher la vérité, & le jour approche, que les fages préceptes de Deventer vont être mathématiquement démontrés. Mais Ould, en faififfant une vérité, en laiffe échapper une autre non moins importante ; il fe

F iij

fert abufivement de l'Art de démontrer, pour prouver qu'il n'y a pas d'obliquité de matrice ; inconféquence qu'un coup d'œil pouvoit réfuter, & qui prouve que cet homme n'eût qu'une idée heureufe, fans une fuite de principes.

Les François, toujours occupés d'inftruments, s'éloignoient de plus en plus de la vraie doctrine, lorfqu'en 1743, Menard, Chirurgien à Rouen, donne un Traité d'accouchements, clair & méthodique, compofé par demandes & par réponfes. Les meilleures connoiffances y font préfentées avec affez d'ordre. Il admet l'obliquité de la matrice ; & ce qui eft très intéreffant, il expofe que les diverfes régions de la tête de l'enfant peuvent prendre fur le baffin

diverfes pofitions ; mais le goût des inftruments l'entraîne, malgré les principes, à faire de nouvelles recherches en ce genre.

L'humanité s'applaudiffoit, il eft vrai, de la découverte du forceps Anglois ; elle defiroit à celui des François une correction, qui rendît fon afpect moins effrayant. Menard en diminue le

volume ; mais, ô fatalité déplorable ! cette heureufe invention devient en fes mains, plus meurtriere, qu'elle n'étoit dans celle de fes Compatriotes, par les pointes qu'il ajoute aux extrêmités ; tant il eft vrai qu'on perd prefque toujours le bien qu'on poflede, en cherchant le mieux. Quatre ans après, M. Levret publie des Obfervations fur les Accouchements laborieux, dont nous rendrons compte dans un moment.

Le Docteur Philippe-Adolphe Bohemer, Profefleur d'Anatomie & de Chirurgie, en l'Univerfité de Halles, publie, en 1747, une traduction latine de l'Ouvrage du Docteur Maningham. Ce favant & judicieux Médecin, nous a donné un grand nombre de Diflertations relatives aux accouchements ; toutes prouvent la fcience & la fagacité de l'Auteur. Il réfute cette ridicule affertion de la culbulte de l'enfant à fept mois : fes idées font fimples & claires. Il indique une bonne maniere d'extraire la tête reftée dans la matrice, en appliquant un crochet à l'occiput, ou en mettant les doigts dans la bouche. Il s'éleva avec force contre le tire tête & le forceps de M. Levret, auquel il préfera celui des Anglois, pour beaucoup de bonnes raifons que nous développerons & fortifierons par d'autres non moins déterminantes. Enfin, on reconnoît dans les Ouvrages de cet Auteur, un ami de l'humanité, dont la pratique éclairée & fondée en principes, profcrit l'ufage des inftruments,

ſauf du ſeul qui peut conſerver , & la mere &
l'enfant, ſans nuire, en aucune maniere, ni à
l'un ni à l'autre ; on peut dire que Bohemer
connut bien l'Art; & ces quatre mots ſont une
vérité plutôt qu'un éloge.

ASTRUC. La doctrine de Mauriceau , adoptée en France
par ſes Succeſſeurs, multiplioit chaque jour les
obſtacles & les dangers des Accouchements. L'Art
étoit effrayant : l'appareil formidable des inſtruments jettoit l'épouvante & l'effroi , parmi
la troupe timide des Sages-Femmes. Nouveau
Paul d'Ægine , le Savant Aſtruc raſſemble le
troupeau diſperſé , & s'anime d'autant plus
à ſimplifier cet Art intéreſſant, qu'on faiſoit
plus d'efforts pour le rendre compliqué &
difficile.

S'oppoſe à la doctrine inſtrumen- tante. Aſtruc fait des leçons publiques d'Accouchements dans les Ecoles de la Faculté de Médecine
Paris. Il expoſe, avec autant d'érudition que de
méthode & de préciſion, ce qu'il avoit raſſemblé
de principes les plus avérés juſqu'à lui. Il ne
découvrit point de nouvelles vérités ; il ne tira
pas même tout le parti poſſible de celles qui
étoient conſignés dans les Auteurs qui l'avoient
précédé ; mais, ſi ſa théorie ne fut pas aſſez complette, c'eſt parcequ'il ne pratiquoit pas cet Art ;

fon intention n'en fut pas moins pure, & ne laiſſa pas d'opérer un bien réel.

Il a ſenti un des premiers que, pour porter la lumiere dans cet Art obſcurci, par les Praticiens de ſon temps, il falloit, le compas à la main, s'occuper des dimentions du contenant, du contenu, & réduire l'Art à un problême. Tel eſt celui d'Aſtruc. *Sentit la néceſſité de réduire l'Art à des principes méchaniques.*

» Une cavité extenſible d'une certaine capa-
» cité étant donnée, en tirer un corps flexible,
» d'une longueur & d'une groſſeur déterminée,
» par une ouverture dilatable à certain point «.
— Nous nous arrêterons moins à examiner ce problême en lui-même que l'idée de l'Auteur, qui ſentit la néceſſité de porter dans l'Art une certitude mathématique. Nous avons vu, avec d'autant plus de plaiſir, l'idée de ce Savant Médecin, que nous avions conçu, avant de le lire ; le projet de réduire l'Art à la ſolution d'un problême géometrique. *Réduir l'Art à un problême.*

Le Corps des Chirurgiens imita l'exemple intéreſſant, que venoit de lui donner la Faculté de Médecine de Paris. Il fonda, comme Elle, une Chaire publique d'accouchements. Il falloit un homme capable de la remplir, par ſa célébrité & par ſes talents. Le choix tomba ſur *Chaire d'Accouchements fondée par les Chirurgien. Occupée par Puzos, éleve de Clément.*

Puzos ; on ne pouvoir en faire un meilleur.
Puzos fut Eleve du célebre Clément, dont il a
déja été queſtion à l'article de Chapman.

Clément peut-être regardé comme un de ceux
qui ont le plus concouru à développer l'Art des
Accouchements en France. Les Sages-Femmes
préſidoient alors comme elles préſident malheureuſement encore dans les Hôpitaux François, à
cette importante partie de la Chirurgie.

L'Allemagne avoit ſecoué ce préjugé funeſte
à l'humanité, que depuis peu l'Angleterre a
également proſcrit. Avant Clément, les Sages-
Femmes avoient encore l'honneur d'aſſiſter dans
leurs travaux les Epouſes de nos Rois ; mais un
événement particulier opéra une révolution heureuſe. Louis XIV appella Clément, pour l'ho-
norer de ſa confiance, en le chargeant d'accoucher ſecrettement une femme de ſa Cour, à laquelle il prenoit le plus vif intérêt. Ce myſtere
réïtéré n'en fut bientôt plus un. Clément fut
enſuite mandé par la Reine d'Eſpagne, pour lui
donner les mêmes ſecours. Sa réputation déja
établie s'accrut encore par ces nouveaux ſuccès :
Les Sages Femmes dès-lors eſſuyerent en France
un échec, dont elles ne ſe ſont point relevées,
& dont il eſt probable qu'elles ne ſe releveront

jamais. Clément n'a laiffé aucun Ouvrage qui put le faire apprécier à fa jufte valeur. On juge de lui par Puzos, comme Puzos dans fon temps fut jugé favorablement, parcequ'il étoit l'Eleve de ce grand Maître.

M. Puzos ne laiffa à fa mort que des cahiers affez mal en ordre. M. Morifut Deflandes, Docteur-Régent de la Faculté de Médecine de Paris voulut bien fe charger d'en faire la rédaction. Il y avoit tant de confufion dans les papiers, qu'on remit à cet habile Médecin, qu'on peut dire que l'Ouvrage lui appartient en quelque forte, non-feulement pour l'ordre, mais même pour le fonds. Cet Ouvrage eft plus médicinal que chirurgical; & ce n'eft, qu'à ce premier titre, qu'il mérite des éloges. Il femble que Puzos ne s'étoit attaché qu'à ce qui précede & fuit l'accouchement : l'opération même a été entiérement négligée par lui.

Il eft certain que Puzos n'a pas connu le méchanifme de (1) l'Accouchement naturel, puifqu'il dit que dans celui où l'enfant préfente la face en devant, il faut employer le forceps : nous prouverons que la nature a quelquefois des

Puzos.

Ne laiffa que des Cahiers mal en ordre.

Méchanifme de l'accouchement inconnu à Puzos.

Face en devant.

____

(1) Page 128.

reſſources, & que l'Art fournit des moyens de s'en aſſurer. Si, lorſque Marie de Médicis, épouſe d'Henri IV, accoucha de ſon cinquieme enfant, M. le Duc d'Anjou, qui ſe préſentoit dans cette poſture, on eut appliqué quelques inſtruments, l'accouchement n'eût pas été certainement auſſi heureux qu'il le fût.

Toucher. Puzos inſiſta, plus que ſes Prédéceſſeurs, ſur la néceſſité d'exercer le toucher. Il paroît cependant qu'il ne tira pas de cette opération, tout le parti poſſible, puiſqu'il avoue ne pouvoir reconnoître la poſition de l'enfant qui préſente la face vers la partie antérieure du baſſin.

Dégagement de la tête hors la vulve. Le méchaniſme de la ſortie de la tête hors de la vulve, fut également inconnu de Puzos : auſſi lui arriva-t-il de laiſſer quelquefois le périné ſe déchirer, ce que ne lui pardonna jamais, dit-il, une Dame, dont il rapporte l'obſervation (1). Pluſieurs moyens de remédier à cet accident ſont propoſés. N'eut-il pas mieux valu chercher celui de l'éviter.

On peut donc dire, d'après ce qu'il nous reſte de Puzos, que l'Art d'accoucher fit peu de pro-

(1) Pag. 135.

grès dans ſes mains; auſſi ſemble-t-il s'être jetté
ſur les accidents. Ce n'eſt donc point comme
Accoucheur, proprement dit, que Puzos mé-
mérite nos éloges; néanmoins les ſervices qu'il
a rendus à l'Art, n'en ont pas été moins utiles;
il s'occupa d'un objet eſſentiel, & peu connu
avant lui. Je veux dire des pertes de ſang; ce
qu'il traita en Praticien éclairé.

Un nouvel ordre de choſes nous attend encore en Allemagne. Le laborieux Roederer ſe
livre à l'étude de la Médecine, & particuliérement à l'Art des Accouchements. Rebuté par ſes
foibles ſuccès, il croit, pour étendre la ſphere
de ſes connoiſſances devoir parcourir les autres
pays, & écouter de nouveaux Maîtres; erreur
qui n'appartient qu'à ceux qui, n'ayant pas aſſez
de reſſources dans leur propre fonds, recherchent
les idées des autres, ou par pareſſe de méditer,
ou par le ſentiment de leur incapacité. En vain
on parcourt l'univers, en vain on fréquente les
Ecoles célebres; ſans l'heureux don du génie, on
fait un amas indigeſte, plus nuiſible à la ſcience
que l'ignorance même. Le vernis étranger, dont
on ſépare, n'eſt ſouvent qu'un mélange biſarre
de principes contradictoires; &, s'il en impoſe à

la multitude, il l'a rend souvent la victime des erreurs accumulées.

Tel fut, nous osons le dire, le Docteur Roederer; on l'a vu abandonner Strasbourg pour se rendre à Paris; passer en Angleterre, & succeſsivement en diverſes Contrées de l'Europe, pour acquérir un talent qui le fuyoit, parcequ'il s'écartoit lui-même de la vraie route du savoir. Protégé par le célebre Haller, il fut enfin appellé à Gottingue, pour enseigner & pratiquer l'Art des Accouchements.

Revient à Gottingue.

Publie un traité en 1750.

C'est dans cette Ville, qu'en 1750, il a publié le résultat des principes dont il avoit surchargé sa mémoire. Son Ouvrage, traduit en François, fut publié en 1766, & dédié à M. Levret: c'étoit un ruiſseau qui remontoit à sa source. Comme des Accoucheurs recommandent la lecture de cet Auteur, & qu'on le voit souvent entre les mains des Eleves, il ne sera pas sans doute inutile d'entrer dans quelques détails sur la doctrine qu'il contient.

Traduit en 1766.

Un reproche fondé qu'on peut faire à l'éditeur de cette traduction, c'est de l'avoir chargée des planches de Smellie, qui n'ont aucun rapport à la doctrine de l'Auteur, & ne peuvent qu'embarraſser les éleves qui y cherchent l'intelligence du texte : mais fans infifter fur ce vice de fupercherie mercantille , malheureufement trop connu de nos jours , paffons à l'Ouvrage même.

Les préparatifs à l'accouchement , employés par les anciens , & dont les modernes les plus éclairés ont prefcrit l'ufage , furent connus de Roederer (1) ; mais on voit par fes obfervations, qu'il les négligea, ou n'en fit point un ufage convenable. Dans une circonftance où la faignée, les émollients , les demi-bains , l'opium étoient indiqués , & pouvoient terminer heureufement le travail, non feulement Roederer néglige ces préparatifs ; mais il irrite de plus en plus la matrice , laiffe la femme en un état horrible pendant un temps confidérable ; il s'arme enfuite (2) d'inftruments contondants , coupe l'enfant par lambeaux , fe bleffe lui-même , & dit froidement, dans fes réflexions fur cette opération affreufe, qu'il faut faire attention au fpafme qui travaille la matrice , la rend dure comme une pierre fans avancer l'accouchement : de forte qu'en donnant aux autres un fage con-

Néglige les préparatifs.

Ne profite lui-même du confeil qu'il donne fur le fpafme de la matrice.

---

(1) Chap. 13 , §. 332.
(2) Obferv. 4.

œil , on voit qu'il n'a pas été aſſez ſage ou aſſez inſtruit pour en profiter , & le mettre lui-même en pratique.

On s'étoit occupé en Angleterre des dimen-tions du baſſin : Roéderer crut devoir s'en occu-per auſſi ; mais ſon eſprit faux ne s'attacha qu'à la recherche de l'axe qui traverſe le centre du baſſin ; & , par un étalage abuſif des termes de géométrie , il embrouille la matiere au lieu de l'éclaircir. Il ne recherche avec tant de ſoin cet axe, que parceque ſon maître en France lui avoit fortement inculqué que dans un accouchement ordinaire & heureux , la matrice n'eſt jamais oblique. Roederer ſuppoſant d'après cela cet or-gane ſitué , comme on le lui avoit dit , au centre du baſſin , crut que ſes forces devoient ſe pro-pager dans la direction de cet axe , qui , ſelon lui, paſſe toujours par le centre : auſſi eſt-il tombé de cette erreur (1) dans une infinité d'autres , pour avoir adopté ſur parole un ſyſtême que le tact & les yeux démentent chaque jour.

Rien n'eſt plus obſcur & plus erroné que l'opi-nion qu'il embraſſe ſur la maniere dont la ma-trice propage ſes efforts ſur le corps de l'enfant

______

(1) Chap. 17, §. 510.

pour

pour s'en débarraffer. Nous prouverons la fauffeté de fon fyftême , en développant la marche
de la nature dans cette circonftance.

Roederer ne connut point par quel méchanifme
la tête de l'enfant franchit le baffin. »C'eft nécef-
»fité, avoit dit Deventer, que le menton de l'en-
»fant foit appuyé fur fa poitrine, & que l'occiput
»defcende(1).»Roederer dit au contraire, qu'il eft
indifférent que la tête de l'enfant defcende par
le front ou par l'occiput. Cette fauffe opinion l'a
conduit dans un labyrinthe affreux, & a été pour
lui la fource d'une infinité de méprifes cruelles.
En effet, il s'étonne (2) dans fa neuvieme obfervation des Accouchements laborieux, de ce que
la tête ne fortoit pas, vu que le front & l'oreille
avoient déja franchi le détroit fupérieur ; mais ce
qui l'étonne , eft précifément la caufe de l'obftacle. Toute les fois qu'un enfant un peu volumineux préfentera le front, l'olive, pour nous
fervir de l'expreffion d'Hippocrate, ne fortira pas,
parcequ'elle fe préfente en travers de l'orifice,
& qu'elle offre au paffage fon plus grand dia-

Fauffe idée
du méchanif-
me de la for-
tie de la tête.

____

(1) §. 530.
(2) Neuvieme Obferv.

G

metre : c'eſt donc une grande erreur (1) d'appel-
ler indifféremment, comme le fait Roederer, ou
l'occiput ou le front. Qu'arrive·t-il alors ? C'eſt
que lorſqu'il trouve de l'obſtacle, obſtacle que
ſouvent il ſe créé à lui-même, il immole d'in-
nocentes victimes que, ſuivant les préceptes de
Deventer, il eût pu conſerver à la vie. Et comme
s'il eût craint de ne pas aſſez accréditer ſa
doctrine homicide, il recommande, en cinq à
ſix endroits différents, l'uſage du perce - crâne.
Enfin, d'après ſon ſyſtême erroné, Roedrer fit
ſouvent uſage des inſtruments, les adopta tous,
il rendit les plus ſimples, malfaiſants & meurtriers. Forceps compliqués, tire-têtes, perce-crâ-
nes, crochets de toute nature, furent ſes moyens
favoris, & leur uſage, dans preſque tous les cas,
devint auſſi funeſte que formidable en ſes
mains.

Si Roederer ne fait uſage que de ſes doigts,
il n'eſt pas plus heureux encore. Les manœuvres qu'il emploie, lorſqu'il va chercher l'enfant
vivant par les pieds, en font le plus ſouvent
une victime (2).

*Recomman-
de & fait ſou-
vent uſage des
inſtruments.*

---

(1) Neuvieme Obſerv.
(2) Dixieme Obſerv.

Ce Compilateur enfin , après avoir entaffé fans choix le bon & le mauvais, nous offre le fpecta-cle horrible de vingt accouchements laborieux , dans lefquels il n'y a guere de manœuvre qui ne foit fauffe ou mortelle. Nous avons déjà rendu compte en frémiffant de fa quatrieme obfervation fur l'érétifme de la matrice , dans laquelle il prefcrit des regles fans les fuivre. Examen de
fes Obfervat.

Dans la neuvieme , déjà citée, la fontanelle antérieure s'avançoit du côté droit de la mere. Notre Auteur ne croyant point qu'il dût y avoir d'obftacle dans cette pofition , eft furpris de ne pas voir fortir la tête. Après de profondes ré flexions, il imagine que l'obftacle vient des épau-les qui font enclavées fur le baffin, quoique la tête foit à peine dans l'excavation ; en confé-quence , il va tirer l'un & l'autre bras au rifque de les fracturer. On reconnoît fans peine la fource où il avoit puifé cette erreur & cette dangereufe manœuvre. Neuvieme
Obfervat.

Dans l'obfervation fuivante, la pofition étoit à peu-près la même. Il va chercher par les pieds l'enfant vivant ; & s'arrêtant à dégager fa tête par une manœuvre mal entendue, il lui donne la mort au lieu de lui donner le jour. Dixieme Ob-
fervation.

Dans la onzieme obfervation , le détroit fu- Onzieme Ob-
fervation.

G ij

périeur étoit très large ; en conséquence l'infé-
rieur devoit être étroit & opposer quelque obstacle. Il s'en prend au resserrement de la matrice,
qui comprime, dit-il, le col de l'enfant ; ce re-
serrement ne l'empêche cependant point d'aller
chercher les pieds, & sa manœuvre fut encore
ici funeste à l'enfant.

Douzieme & treisieme Ob-servations.   Dans sa douzieme observation, il applique si
mal adroitement le forceps, qu'il en résulte des
contusions à la face de l'enfant. Il donne à la
tête avec cet instrument, une mauvaise position, tandis qu'avec ses doigts seuls il pouvoit rétablir l'ordre. Même chose se passe dans
a treizieme observation.

Quinzieme Observat.   Dans la quinzieme observation, même position, mêmes événements. Toujours la nature est
outragée par de fausses manœuvres : le forceps
même, mal appliqué sept fois sur la tête de l'enfant, s'allonge par les efforts mal entendus que
Roederer emploie. Il se propose de faire usage
du perce - crâne, mais cet horrible instrument
révolte des parents qui attendoient la naissance
d'un premier héritier ; & ce jour qui pour eux
devoit être une fête, devient un jour de deuil &
d'horreur. Que de maux entraîne pour l'humanité le défaut de principes !

Dans la seizieme observation où l'enfant s'avançoit comme dans la neuvieme , la femme accouchoit pour la seconde fois. Peignez-vous , s'il est possible, la douleur, ou plutôt le désespoir de cette mere , lorsqu'elle vit immoler, par le perce-crâne, son enfant qu'au début du travail elle sentoit remuer dans ses entrailles. Une main habile eût facilement & sans bruit réparé le désordre.

Enfin , dans la dix-huitieme observation , une femme grosse de deux enfants se délivre seule du premier ; la tête du second se dérange. Un Chirurgien est appellé : le fanatisme des instruments le conduit à se servir du crochet. Il ne peut réussir : Roederer vient. Il traite ce Chirurgien d'ignorant : pourroit-on en croire la raison , si sa conduite ne nous l'apprenoit ? C'est parcequ'il n'avoit pas employé le perce - crâne dont il fait encore ici un barbare usage. Malgré sa manœuvre horrible & le ministere cruel de cet instrument , il tire la tête avec beaucoup de peine , parcequ'il cherchoit à la dégager par la face.

On ne peut lire cet Auteur sans frémir d'horreur , sans être indiqué du phlegme barbare avec lequel il rapporte ses observations. Tel est pour-

G iij

Seizieme
Observation.

Dix-huitieme
Observat.

tant le modele qu'on propose aux Eleves ; tels font les ouvrages qu'on s'empresse de traduire : sans doute à cause de la conformité de leurs principes avec ceux qu'enseignent les Praticiens instrumentants. Dequelle sainte colere n'eût pas été animé le sage, le bienfaisant Deventer, contre ces bourreaux ; lui qui dans les mêmes circonstances, abjura tout instrument, n'employa que ses mains, & conserva la vie aux meres & aux enfants.

Roederer semble n'être fait que pour donner de cet Art salutaire les idées que les Sauvages du nord ont de la Divinité, au nom de laquelle ils frémissent d'horreur, parcequ'ils la supposent sanguinaire & malfaisante. Il faut donc détourner les yeux des jeunes gens de la doctrine meurtriere de cet Auteur ; & s'il est vrai que la source où il puisa fut la cause de ses erreurs, on peut ajouter qu'il eut l'avantage bien funeste d'enchérir sur la barbarie de ses maîtres.

Mais détournons les cœurs sensibles d'un spectacle qui les déchire : fuyons ces hommes de sang destructeurs de leur espece : oublions ces ames foibles & vulgaires, qui, n'osant & ne pouvant penser, agir d'après eux - mêmes , imitent servilement, & se rendent esclaves de l'autorité : fuyons ces faux sages qui loin de rappeller la nature vers le but où elle tend, l'en détournent sans cesse, en l'accusant des fautes dont leur ignorance est la premiere source.

Contemplons avec admiration & reconnoissance, un nouveau consolateur qui, après avoir observé le méchanisme de l'accouchement, en dévoile la simplicité & nous aprend avec justesse à remettre la nature sur sa voie, lorsque quelque accident la trouble & l'en écarte.

Examen d'une doctrine salutaire.

Déja par une noble émulation, la vigilante Angleterre avoit perfectionné l'Art ; il lui étoit réservé de l'enrichir encore, & d'en reculer les limites. Le Médecin dont le génie combine & juge, ne dédaigne pas dans ces heureuses contrées de prêter sa main au soulagement de l'humanité souffrante : aussi l'Art des Accouchements y est-il exercé, ainsi qu'en plusieurs autres pays, par des Médecins du plus grand mérite.

L'Art des Accouchements exercé en divers pays par des Médecins.

Le Docteur Smellie fut de ce nombre. Mal dirigé dans ses premieres études, il méconnut d'abord les bons modeles. Il négligea les salutaires productions de son sol, pour courir après les fausses richesses de l'étranger. Le choix des bons ouvrages & la méditation qui fait les hom-

Smellie.

Voyage.

mes eurent pour lui moins de charmes que les
traditions orales qui rétréciſſent l'eſprit, & étouf-
fent le génie lorſqu'on s'y arrête. Il vint en
France, & recueillit, comme des oracles, les préceptes de Gregoire, & autres qui profeſſoient
publiquement à Paris l'Art des Accouchements.
De retour dans ſa patrie, chargé de ce faux ſavoir, il le reſpecta long-temps au point de n'oſer
le diſcuter.

Il fit des fautes, & qui n'en fait : mais il les
ſentit, les avoua, & ſut s'en corriger (1). » Je
» m'apperçus, dit - il, qu'en ſuivant les pré-
» ceptes de Meſſieurs Gregoire, &c. il ne m'é-
» toit pas poſſible d'amener la tête de l'enfant
» ſans la meurtrir, & ſans déchirer les parties
» de la femme, parcequ'ils conſeilloient d'in-
» troduire les branches du forceps, où l'on
» trouvoit le plus de facilité à les inſinuer ; &
» lorſqu'on pouvoit ſaiſir la tête de l'enfant par
» où l'on avoit priſe, de l'attirer avec plus ou
» moins de force, ſelon qu'elle faiſoit plus ou
» moins de réſiſtance. Je commençai à conſi-
» dérer ſous un point de vue méchanique tout

____

(1) Tom. 1, pag. 263.

» ce qui a rapport aux accouchements, dont je
» faifois depuis long - temps l'objet de mon
» étude : dès - lors, je réduifis l'extraction de
» l'enfant aux regles du mouvement des corps
» en différentes directions. Conformément à
» mon plan , j'examinai plus férieufement la
» forme & les dimentions du baffin , enfemble
» la figure de la tête de l'enfant , les différents
» mouvements qu'elle fait en traverfant le baf-
» fin dans les accouchements naturels : mon
» étude ne fut pas infructueufe ; non feulement
» j'en tirai les moyens d'opérer avec facilité ,
» mais j'eus encore le plaifir de m'appercevoir
» dans mes leçons, qu'il m'étoit plus aifé de
» donner une idée claire de cet Art , au moyen
» du méchanifme fimple que j'expofois «.

L'expérience affermit & confirma de plus en
plus cet excellent Médecin dans la vraie doctrine. Il engageoit fes Éleves à fournir à frais
communs au néceffaire de malheureufes femmes
groffes qu'il accouchoit en leur préfence ; &
pendant leurs travaux faciles ou laborieux , il
faifoit la démonftration vivante de fes principes
auffi falutaires que fondés.

Accouche en préfence de fes Eleves.

Après avoir pratiqué long-temps, Smellie publia

Publie fon Ouvrage en quatre parties.

sa théorie, dont il confirma la solidité par deux volumes d'observations. Il finit par mettre au jour les planches qu'il crut nécessaires pour rendre ses principes plus sensibles & plus faciles à saisir. Cet excellent Ouvrage, distribué en quatre volumes, ne parut, traduit en françois, qu'en 1754, c'est-à-dire, huit ans après qu'il eut été publié en Angleterre. Nous sommes redevables de cette traduction à le Riche de Préville, Médecin près Coutances, qui sentit tout le prix de l'Auteur Anglois, & crut bien mériter du Public, en le mettant en état d'en profiter.

Smellie commence par examiner le bassin & ses dimentions (1). Il prouve géométriquement que lorsqu'il est orné de ses parties, sa plus grande étendue n'est pas de sa partie moyenne antérieure, à sa partie moyenne postérieure, c'est-à-dire, de la symphyse du pubis au sacrum, comme on le croyoit, sur-tout en France, mais bien d'une partie latérale antérieure, à la partie latérale postérieure opposée ; c'est-à-dire, d'une cavité cotiloïde à la symphyse sacroiliaque du côté opposé ; conséquemment, que c'est sur

______

(2) Tom. 1, pag. 71 jusqu'à 90.

cette plus grande étendue qu'il faut placer le plus grand diametre de la tête.

Ould avoit déja cru, ainſi que Lamotte, que la tête de l'enfant occupoit ce diametre oblique ; Smellie nous fournit le moyen d'en donner la raiſon géométrique ; il nous indique dans ſon quatrieme volume, non-ſeulement la poſition de la tête de l'enfant ſur le baſſin, mais celle de tout son corps. L'enfant eſt ſitué dans la matrice de maniere que ſon corps répond à un des côtés de la mere & non au centre du baſſin. Des Obſervations Anatomiques, dont il n'a pas même tiré tout le parti poſſible, lui apprirent à rectifire l'erreur où l'on étoit à cet égard.

Poſition de l'enfant dans la matrice.

Smellie prouve que dans l'accouchement, l'occiput doit deſcendre le premier, ou dans quelques cas peu ordinaires, le menton : nous développerons ces cas, qui ne l'ont pas été ſuffiſamment par cet Auteur, qui paroît n'avoir pas aſſez fait attention au précepte de Deventer, dans lequel il ſemble avoir puiſé ſa doctrine : ſavoir que non-ſeulement l'occiput doit deſcendre le premier, mais qu'il doit deſcendre de maniere que le menton vienne appuyer ſur la poitrine. Par ce défaut d'attention, notre Auteur

Principe fondaméntal ſur la tête de l'enfant.

n'a pu dans fa théorie (1) fe défendre de la vieille erreur dont il fut infecté par fes premiers maîtres fur l'enclavement des épaules.

Diverfes pofitions de la tête fur le baffin.

Smellie confidere la tête dans différentes pofitions fur le baffin : favoir celles ou l'occiput eft placé antérieurement, foit à droite foit à gauche, & fe dégage fous la fymphyfe du pubis ; & celles où l'occiput eft fitué poftérieurement & fe dégage à l'extrémité du coccyx.

Smellie favoit bien que lorfque la tête defcend par le front, au lieu de defcendre par l'occiput, l'accouchement eft le plus fouvent impoffible ;

Manœuvre pour replacer convenablement la tête.

alors il relevoit le front avec fes doigts, & ramenoit l'occiput. Cette fimple manœuvre que Deventer a connue, mais qu'il n'a pas auffi bien manifeftée que Smellie, doit mériter à ce dernier la reconnoiffance de la poftérité. Plus elle eft naturelle & facile, plus elle mérite nos éloges. Lorfqu'une vérité de la nature de celle - ci fe dévoile, elle nous paroît fi fimple & fi claire qu'on a peine à croire que dans tous les cas de la même efpece, toute autre ait pu fe préfenter à l'efprit.

____

(1) Tom. 1 pag. 284.

Cette manœuvre si naturelle & qui probable-
ment ne fut pas inconnue des premiers Accoucheurs rappella à Smellie un de leurs préceptes critiqué par les Modernes. Suivant ce précepte, lorfque le corps de l'enfant fe préfente à l'orifice de la
matrice, ou que fa tête s'y trouve mal fituée, il faut
la placer convenablement plutôt que d'aller chercher les pieds, au rifque prefque certain de faire
périr l'enfant. Les Modernes loin de fe confor-
mer à cet avis falutaire, ont pris la route oppofée & confeillé, dans tous les cas, d'aller chercher l'enfant par les pieds ; Mauriceau eft l'un
de ceux qui fe font le plus paffionné pour cette
étrange doctrine; fes partifants l'ont adoptée avec
la même chaleur, en foutenant même, qu'une
tête trop groffe, pour paffer la premiere, fran-
chiffoit facilement, lorfqu'on alloit chercher les
pieds. » il eft à craindre, dit Smellie, que
» ces Accoucheurs n'aient gardé le filence fur
» les effets malheureux de cette pratique, &
» n'aient rapporté que les cas favorables à leur
» opinion. Il eft du moins certain qu'après avoir
» eu beaucoup de peine à délivrer le corps de
» l'enfant, on éprouve que la force qu'il faut
» employer pour dégager la tête feulement avec
» les mains, eft fouvent plus que fuffifante pour

Smellie la
préfere à aller
chercher les
pieds.

» détruire l'enfant. Souvent même il est im-
» possible d'y parvenir sans le secours de l'ins-
» trument ».

Après avoir médité le précepte des Anciens
sur cet objet, & l'avoir mesuré en quelque sorte
aux divers cas, Smellie n'hésite pas de s'en faire
une regle fondamentale : par ce moyen, dit-
il (1), on s'épargne beaucoup de peine, &
l'on sauve l'enfant de grands périls. Il ne généra-
lise pas ce précepte autant que les Anciens ; il
se contente d'indiquer les cas & la maniere de
l'appliquer. Il en recommande l'observation dans
les circonstances sur-tout où la tête est trop grosse
relativement au bassin ; parcequ'àlors, dit il, le
forceps est de salutaire usage ; & si la tête est
encore trop grosse pour pouvoir être dégagée par
l'effet de l'instrument, on a moins de peine à
faire un sacrifice nécessaire à la conservation de
la mere.

Smellie persuadé qu'on devoit plus s'occuper
du passage de la tête à travers le bassin que de
tout le reste du corps, fut plus concis sur les
positions transversales que Deventer qui s'en

(1) Tom. 1, pag. 373.

étoit trop occupé : mais il n'a pas affez réduit fes manœuvres aux mêmes principes géométriques qu'il avoit établis pour la tête ; auffi cette partie de fon Ouvrage n'eft-elle pas affez clairement développée.

Avec d'auffi falutaires principes , Smellie dût faire peu d'ufage des inftruments ; en effet il ne s'en fervoit que dans l'extrême néceffité , comme lorfqu'il avoit été appellé trop tard , ou lorfque la tête fe trouvoit hors de proportion avec la cavité qu'elle devoit franchir ; mais dans ces cas mêmes , il n'employoit que le petit forceps de Chamberleyne , publié par Chapman , auquel il avoit donné une courbure avantageufe. *(Employe rarement les inftruments. Courbe le forceps de Chamberleyne.)*

Il rejettoit le forceps de M. Levret, (1) » avec » ce forceps, dit Smellie, on emploie trop de » force , ce qui peut caufer inflammation à la » matrice, déchirure des parties, mortification ; » auffi pour ne pas expofer les jeunes à d'auffi » fâcheux hafards, pour ne pas même les expo- » fer à la tentation d'employer plus de force » qu'il n'en faut, j'ai toujours recommandé des *(Rejette celui de M. Levret.)*

---

(1) Tom. 1 , pag. 268.

» forceps dont les manches fuſſent ſi courts
» qu'il n'y eût pas moyen de faire aſſez de vio-
» lence pour mettre la vie de la femme en dan-
» ger, quoiqu'il leur reſte aſſez de priſe pour
» tirer la tête. » Il rejetta (1) également le tire-
tête du même Auteur, qu'il regardoit comme
une machine trop compliquée.

Smellie preſcrit les regles les plus judicieuſes pour porter le forceps ; il indique la maniere de s'en ſervir toujours heureuſement, & pour la mere & pour l'enfant. Avec des regles auſſi ſû- res, ce grand Homme eut pu l'employer plus ſou- vent ; ſon uſage en ſes mains n'eut pas été dange- reux par lui-même, mais il en craignoit l'abus, & c'eſt ce qu'il ſe fit un devoir de prévenir.

Il laiſſa toujours la nature dans ſes droits & donna la préférence aux ſecours médicinaux comme l'avoient fait les Anciens. S'il n'employa pas autant qu'eux les embrocations huileuſes, les fumigations émollientes, les lavements, il ne les négligea pas dans les cas où il les crut néceſſai- res , mais il eut plus d'égard qu'eux à l'état de

Regles pour porter le for-
ceps.

Employoit
ſouvent des
moyens médi-
cinaux tels
que l'opium ,
l'alkali vola-
til.

____

(1) Tom. 1 , pag. 287.

tout

(113)

tout le fyftème. Il employa felon les circonftances des remedes héroïques, tels que les alkalis
volatils & l'opium dont avant lui, Deventer
avoit fait un grand ufage. Il donnoit fur-tout
les opiats dans les cas de fauffes douleurs ou de
douleurs trop vives ; il dit qu'à ce moyen les
têtes volumineufes fe moulent fur le baffin, &
fortent fans exciter des angoiffes exceffives.

On voit par les obfervations qu'il nous a
laiffées, qu'il avoit la plus grande confiance dans
les remedes que nous venons d'indiquer. Lorfqu'il étoit appellé pour quelqu'accouchement,
il avoit toujours la précaution de s'en munir ;
cependant, comme ces fecours, tout-puiffants
qu'ils font, peuvent devenir dangereux dans des
mains ignorantes ; nous croyons que Smellie n'a
pas fuffifamment indiqué leur maniere d'agir,
& les cas où il les faut adminiftrer. Nous ofe-
rons y fuppléer ; nous indiquerons les cas où ils
peuvent nuire pour mieux faire fentir ceux où
ils doivent être utiles.

Sur plus de fix cents obfervations que Smellie
a publiées, à peine s'en trouve-t-il une dou-
zaine où il ait fait ufage des inftruments ; fou- Modere la
vent même il modéra la fougue imprudente de fureur des
ces Praticiens, qui femblent ne chercher qu'à jeunes Praticiens pour les
inftruments.

H

inſtrumenter , ce qui leur paroît plus expéditif ou plus capable de leur faire une réputation , qu'un uſage prudent des remedes appropriés , uſage dont l'application juſte eſt toujours difficile , pour qui n'a pas des principes aſſurés.

Obſerva-
tion a ce ſu-
jet.

Smellie (1) rapporte à ce ſujet qu'ayant rencontré un jeune Praticien qui ſe diſpoſoit dans le plus effroyable appareil à terminer de force un accouchement naturel qui n'avançoit pas à cauſe de l'écoulement prématuré des eaux ; il lui fit amicalement les reproches les plus ſérieux. Ce jeune homme qui avoit imaginé qu'une opération d'éclat feroit ſa réputation , ſe rendit cependant aux raiſons d'un ſi grand-Maître , il mit ſon équipage bas & conduiſit Smellie chez la femme en travail. Le célebre Médecin ſe contenta de lui faire prendre un opiat , qni lui donna quelque repos ; le lendemain les bonnes douleurs recommencerent , la femme ſe délivra heureuſement & de l'enfant & de l'arriere-faix.

» J'ai rencontré ſouvent , dit notre Auteur , » des cas de cette eſpece , & , en prenant les mê-

---

(1) Tom. 2 , pag. 302.

» mes précautions , les femmes ont accouché
» fans peine ; » leçon importante ! & qui doit
corriger, je ne dis pas feulement les Eleves , mais
encore ces maîtres de l'Art qui par une vaine
oftentation, femblent fe faire un plaifir d'en impofer à leurs difciples par un ufage fréquent &
quelquefois mortel des inftruments. Nous pour-
rions citer un exemple terrible & récent de ces
affreufes démonftrations. Tirons le voile fur ces
fautes, qu'une meilleure expérience rectifiera
fans doute.

Smellie réduifit tout l'Art à un petit nombre *Principes auxquels il réduifit l'Art.*
de vérités intéreffantes (1) à la néceffité d'ac-
quérir une connoiffance exacte de la grandeur,
de la figure, & des diverfes dimentions du
baffin, à s'affurer de même du volume, des diametres & de la pofition de la tête & du corps de
l'enfant : mais il a omis une chofe effentielle, *Oubli de Smellie.*
c'eft de traiter de la pofition de la matrice relativement à l'enfant, & de la pofition de l'enfant relativement à celle de la matrice ; objets
importants que Deventer avoit fcrupuleufement examinés.

______

(1) Tom. 1, pag. 297.

Cet oubli a laissé un vuide dans l'Ouvrage de notre Auteur ; il est cause sans doute qu'il n'a pu se rendre raison, & à lui-même & aux autres, de certaines difficultés qu'il a rencontrées. Cet oubli influa même sur sa pratique, sans cependant la rendre malheureuse ; mais elle l'eût été, si les autres connoissances qu'il possédoit sur le méchanisme de l'accouchement, ne lui eussent fourni des moyens pour remédier aux désordres que pouvoit entraîner ce défaut d'attention dans sa théorie.

Presque tous les Auteurs ont raisonné d'après leurs observations. Smellie avoit commencé par méditer sa matiere & raisonner, avant que d'écrire les siennes. · Smellie avoit un excellent jugement, ou il ne voyoit rien, ou il voyoit la nature telle qu'elle étoit. Appellé auprès des malades, il reconnoissoit le véritable obstacle, & opéroit en conséquence. Aussi les observations multipliées de cet Auteur sont claires, faciles à saisir, & contribuent infiniment à donner l'intelligence de sa pratique. Roedrer au contraire, ne nous en donne que vingt, la plupart sont obscures & meurtrieres, soit pour la femme, soit pour l'enfant, tandis que, dans le grand nombre de celles de Smellie, il n'en est aucune qui puisse lui attirer un reproche grave, pas une qui, par sa faute, ait été funeste, ou à la mere, ou à l'enfant : éloge que peut-être il mérite seul, ou que tout au plus Deventer auroit partagé avec lui, s'il eût joint des exemples à l'excellente théorie qu'il nous a laissée. Smellie a été un Accoucheur presque aussi habile qu'il est possible de l'être ; il est d'autant plus grand que, malgré les mauvais principes dont il avoit été imbu, il fut, par les seules forces de son génie, faire le discernement de ce qu'il trouva de bon dans les Auteurs qui l'avoient précédé, & se frayer lui même une route nouvelle & sûre, à travers des préjugés accrédités.

On ne peut lui reprocher une faute grave dans toutes ses Observations.

Je me suis demandé souvent comment il se pouvoit faire qu'on ne fût pas généralement d'accord en France, pour n'admettre que la théorie de cet Auteur : je crois en avoir trouvé plus d'une raison.

Pourquoi la théorie de cet Auteur étoit méconnue en France.

On peut lui appliquer le reproche de Deventer. Il a mêlé à l'Art d'accoucher, celui de conserver & de propager l'espece humaine ; & ce mêlange fait perdre de vue la chaîne des vérités, qui n'appartiennent qu'à cet Art. D'ailleurs les vérités éparses & dispersées dans cet ouvrage ne présentent point un ensemble ; il faut soi-même les

H iij

ıallier, les réunir, & rarement les jeunes gens font
capables de cette application fuivie, fans laquelle
la raifon & la vérité échappent. Si les obfervations de Smellie affurent l'excellence de fa méthode, d'un autre côté, fa méthode n'eft pas préfentée avec ce lumineux, ce piquant, qui excite à
lire. Des vérités importantes font fouvent, ou négligées oubliées : Smellie, tout entier à fon objet
ne fentit pas affez la néceffité de terraffer l'erreur.
Une doctrine en tout oppofée à la pratique nationale; une doctrine qui exige de l'étude, & qui ôte,
à l'inquiete activité de la jeuneffe, les moyens, &
jufqu'au defir deffayer des manœuvres nouvelles
& dangereufes, dut prendre chez nous difficile-
ment quelque confiftance.

J'ai tâché de tirer cet Auteur de l'oubli où il
me fembloit fi injuftement condamné : c'eft le
feul Accoucheur que j'aie mis aux mains des
jeunes gens qni fe deftinent à cette importante
partie de la Chirurgie. Je réduirai tous mes éloges, à dire que le jugement & l'obfervation firent de Smellie un des hommes les plus utiles à
l'humanité. Je l'ai médité; & après m'être pé-
nétré de fes principes, & des meilleurs que j'ai
pu recueillir dans les autres Auteurs, il m'a paru
qu'il falloit fur cet Art un nouvel Ouvrage qui

fût plus développé , & en quelque forte plus complet : je tâcherai de remplir ce double objet.

Mais c'eft affez nous occuper de Smellie : portons nos regards fur les Ouvrages, auffi multipliés que répandus, d'un Chirurgien François, fon contemporain : voyons fi l'Art a fait dans fes mains les mêmes progrês.

M. Levret eft le Chirurgien dont je veux parler. Son premier Ouvrage parut en 1747 : c'eft une Brochure de 160 pages, ayant pour titre : *Obfervations fur les caufes & les accidents de plufieurs accouchements laborieux.* Il compofa principalement ce Traité, pour faire connoître un inftrument appellé tire-tête. Nous examinerons, dans un inftant, ce qu'on en doit penfer.

Quelques années après que ce premier Ouvrage eût paru, l'Auteur publia une fuite plus volumineufe, dont les quatre cinquiemes font employés à critiquer, à établir des fyftêmes; & enfin, à faire l Hiftoire Généalogique, la defcription & l'éloge de plufieurs inftruments. On peut affurer que les obfervations renfermées dans ces deux Ouvrages, ne fervent guere à donner l'intelligence de ce qui y eft contenu.

Ce fut fans doute pour développer plus complettement fa doctrine, que quelques années après

M. Levret publia un troisieme Ouvrage , sous le titre de *l'Art des Accouchements , démontré par principes de physique , de méchanique , pour servir d'introduction & de base à des leçons particulieres.*

Que nous donne donc cet Accoucheur? est-ce l'Art, ou une simple préparation à l'Art ? Selon la premiere Partie du titre , c'est l'Art lui-même géométriquement démontré : selon la seconde, ce ne sont que des préliminaires. Si du Titre on passe à l'Ouvrage , on reconnoît aisément qu'il n'est point encore destiné à développer toute la doctrine de l'Auteur : l'Art est ici de même que chez les Ronhouifen , annoncé comme un myftere qu'on ne découvre qu'aux initiés.

M. Levret a pris dans ce dernier Ouvrage la forme aphoristique. Comme cette forme n'est bonne qu'autant qu'elle est le produit d'une pratique sûre , de principes démontrés , & d'idées bien nettes de l'objet pour lequel on l'emploie , il ne faut point s'étonner s'il se trouve dans l'Ouvrage , dont nous parlons, tant d'aphorismes qu'on peut contester : voyez §. 126, 589, pag. 109, §. 612, 619, pag. 126, 127, &c. &c. &c. &c.

Tentons de percer l'enveloppe mystérieuse de cet Auteur : analysons, décomposons, pour ainsi dire fes Ouvrages obfcurs , & dégageons-les de toutes les parties hétérogenes que Deventer reprochoit aux Traités de fon temps, & qui fe trouvent ici en abondance : tâchons de reconnoître quels font les principes, la théorie & la pratique confignés en ces ouvrages.

M. Levret s'occupe-t-il des dimentions du baffin ? dans fon premier Ouvrage, il n'en affigne que deux (1) ; la premiere qui va de devant en arriere, c'eft-à-dire de la fymphife du pubis à la partie moyenne de la tubérofité du facrum ; & la feconde qui eft tranfverfale, c'eft-à-dire qui va de l'un à l'autre côté des os du baffin. Il blâme Smellie dans fa maniere de rechercher ces dimentions ; & cependant dans fon Art des Accouchements (2), il embraffe l'opinion de cet Auteur, & reconnoît, comme lui , deux autres diametres qui coupent obliquement les précédents.

Cet Accoucheur affigne-t-il l'étendue de quelques-unes de ces dimentions ? Il regarde dans la premiere Partie de fon Ouvrage (3) le

Nombre des dimentions du baffin.

------

(1) Accouchements laborieux , derniere édit. p. 136.
(2) Art des Accouchements , pag. 6.
(3) Accouchements laborieux , pag. 136.

diametre qui va du pubis au facrum comme le plus gfand , & lui donne cinq à fix pouces d'étendue , tandis que cette dimention très extraordinaire eft un vice de conformation , qui donne lieu à une chûte de matrice. Conféquemment à cette erreur , qui égara Mauriceau, M. Levret a placé, comme lui, la plus grande étendue de la tête de l'enfant, fur ce diametre du baffin qu'il croyoit le plus grand. Mais dans une circonftance où il fut chercher les pieds, ayant trouvé de l'impoffibilité à faire franchir la tête en cette fituation, il range la face de côté, réuffit & affigne, dans la deuxieme Partie (1) de fon Ouvrage, comme le plus petit diametre , celui que dans la premiere il affure à tort être le plus grand. Il donne même de très bons motifs de cette derniere affertion qui eft vraie, en difant que le diametre tranfverfal de la tête , qui eft fon plus petit , fe loge fur le diametre de devant en arriere du baffin , qui eft également le plus petit ; vérité formellement contraire au principe établi dans la premiere Partie. Cette contradiction manifefte , & de principe & de manœuvre , a fubfifté

____

(1) Accouch. lab. p. 144.

(123)

dans deux Editions : l'Auteur s'en étant apperçu,
a tenté de rectifier, dans la troifieme Edition, la
contradiction de principe, en difant que, quand
le diametre de devant en arriere eft le plus petit,
c'eft un vice de conformation ; cependant il laiffe
fubfifter la manœuvre qui défend, fur quelque
baffin que ce foit, de rappeller jamais la tête fur ce
même diametre ; c'eft donc bien reconnoître que
la dimention qu'il lui a affignée dans la premiere
Partie eft fauffe, ou s'il y perfifte, c'eft donc la
manœuvre qu'il établit en fecond lieu. Point
de milieu, que l'Auteur opte.

Dans l'Art des Accouchements, l'Auteur s'explique autrement ; c'eft-là qu'il adopte la maniere
dont Smellie a mefuré le baffin, maniere qu'il
avoit blâmée dans fon premier Ouvrage. Il dit ici,
comme l'Accoucheur Anglois, que le diametre le
plus grand du baffin, eft l'un ou l'autre diametre
oblique. Il femble, d'après cela, que M. Levret a reconnu les vrais principes. Ne jugez pas fi
vîte. Depuis cette reconnoiffance, il fait réimpri-
mer fes deux autres Ouvrages, où font confignées
des dimentions différentes, des principes contraires ; il n'y rectifie pas fes erreurs, ne dit pas un
mot des dimentions nouvelles qu'il a adoptées
dans fon Art ; lequel de ces deux Ouvrages doit

donc faire loi ? Si c'étoit un simple Editeur, il seroit à peine excusable. Que penser donc de celui qui s'annonce pour l'Auteur de ces Ouvrages ? Que M. Levret se juge lui-même.

Par forme d'explication, notre Accoucheur assigne (1) encore au bassin la forme d'un cœur de carte à jouer , lequel a de développement ou environ, le quart de la hauteur du sujet : cette dimention nouvelle a le double vice d'être fausse & inintelligible.

Détroit infé-rieur.

Quant au détroit inférieur , l'Auteur encore se trompe , sur-tout lorsqu'il dit (2) , que de l'anus au pubis de la plus grande femme , il n'y a pas autant d'étendue qu'en a la suture sagitale de l'enfant qui va naître : le plus léger examen prouve le contraire.

Dimentions de la tête mal assignées.

Voyons si les dimentions de la tête de l'enfant seront assignées avec plus de vérité. Notre Auteur regarde (3) , comme la plus grande étendue de la tête , le diametre qui va du menton à la fontanelle antérieure : les yeux & un compas

______

(1) Art , pag. 6.
(2) Acc. lab. pag. 259.
(3) Acc. lab. p. 137 , Art , p. 78.

démontrent que, dans un enfant, c'eſt celui qui va du menton à l'occiput. Il ne faut donc point être étonné ſi, d'après ce faux principe, lorſque la face ſe préſente à l'orifice, cet Accoucheur aſſigne une aſſez mauvaiſe cauſe de l'obſtacle; alors la tête, ſelon lui, eſt enclavée dans ſa plus grande longueur, & elle reſte enclavée parceque les os ne peuvent chevaucher. Il eſt une autre cauſe qui s'oppoſe à ſa ſortie : nous l'indiquerons, ainſi que le moyen ſimple & facile d'obtenir une heureuſe terminaiſon.

Quant à la poſition de l'enfant dans la matrice (1), M. Levret reſſuſcite la vieille opinion de la culbute, ſi victorieuſement combattue par tant d'Auteurs célebres; opinion qui fut le fruit d'une mauvaiſe phyſiologie. L'enfant, ſelon M. Levret, eſt arrangé dans la matrice de maniere que ſes feſſes ſont poſées ſur l'ouverture du baſſin, ſa face regardant le ventre de la mere. Il fait, au ſeptieme mois, la culbute; & alors, dit-on, il préſente l'occiput à la ſymphyſe du pubis & le front au ſacrum. M. Levret dit qu'il a de bonnes rraiſons pour admettre cette culbute. S'il en fait un ſecret,

Poſition de l'enfant dans la matrice.

-----

(1) Art, pag. 76, Accouch. lab. pag. 270.

en récompenfe il nous confie quelle eft la caufe, jufqu'alors inconnue, d'une des mauvaifes pofitions de la tête. Lorfque l'enfant, en faifant cette cabriole, a la mal-adreffe de cheoir de côté, alors, felon M. Levret, il préfente la face au pubis : bien trouvé affurément.

Si la culbute eft une erreur, la pofture que M. Levret affigne à l'enfant, lorfqu'elle eft arrivée, en eft encore une autre. Selon cet Accoucheur, l'enfant occupe le centre du baffin & le milieu du ventre de fa mere, de forte (1) qu'une ligne tirée de l'ombilic au coccyx, pafferoit par le milieu du fond de la matrice, & ferviroit d'axe & à cet organe & à l'enfant qui y eft contenu. L'Anatomie a démontré au Docteur Smellie, aux Docteurs Mouro, Hunter, ainfi qu'à nous, une fituation différente. Une foule de raifons que nous déduirons, viennent à l'appui de ces obfervations anatomiques ; tandis qu'au contraire rien ne prouve ce qu'avance M. Levret, tout s'éleve contre fon affertion, & l'Auteur ne l'a foutenue que pour la faire cadrer à un fyftême qui eft purement imaginaire, fur le mécanifme de l'Accouchement.

Rien ne 'a prouve.

____

(1) Acc. lab. pag. 20.

Quant à la pofition de la matrice elle eft telle, felon cet Accoucheur, qu'elle occupe le milieu du ventre de la femme ; mais cette pofition, comme celle de l'enfant, font fauffes toutes les deux : elles font contraires aux obfervations journalieres qui prouvent, fur-tout pour l'obliquité de la matrice, l'affertion de Deventer ; favoir, que l'obliquité de la matrice exifte toujours dans l'état naturel de la groffeffe ; qu'elle eft utile en elle-même, & qu'elle n'eft nuifible que quand elle ne répond pas à la pofition oblique de l'enfant.

Avant de voir à quels dangers ont été expofés & les meres & les enfants, par ces principes dont l'Anatomie, les yeux & le toucher, me démontrent chaque jour la fauffeté, je vais examiner les opinions de ce célebre Accoucheur fur le mécanifme de l'Accouchement.

M. Levret foutient que les forces (1) de la matrice fe propagent de devant en arriere, de l'ombilic au coccyx. Le corps de l'enfant, fur lequel s'épuifent les efforts de cet organe, eft placé, comme on le fait par l'Auteur, de ma-

---

(1) Art , pag. 311.

niere que l'occiput répond-au pubis, le front au
sacrum ; & comme les forces de la matrice se
propagent sur la partie la plus solide de l'enfant,
savoir, le long de sa colonne épiniere, & delà
sur la tête, qui est un pivot mobile, il en résulte que si les forces ont la direction de devant
en arriere que leur assigne M. Levret, la face
doit descendre, au début du travail, vers la partie moyenne & postérieure du bassin, c'est-à-
dire, vers le sacrum.

Contraire à l'Observation.   Ce que soutient ici cet Auteur, est absolument
contraire à ce qu'on observe dans l'accouche-
ment naturel, dans lequel l'occiput descend
toujours le premier en devant & de côté, de
maniere que le menton de l'enfant appuyant sur
sa poitrine, répond au côté postérieur opposé du
bassin. Smellie, après Deventer, a fait de cette
vérité, qui se manifeste sous les doigts dans chaque accouchement naturel, la base de sa pratique constamment heureuse. M. Levret soutient,
& en plus d'un endroit, précisément le contraire ( ), » une des différences accidentelles,
dit-il, » du cas d'accouchement laborieux avec le

____

(1) Acc. lab. pag. 283.

» naturel,

» naturel, c'eſt que le menton de l'enfant n'a
» pas quitté ſa poitrine pour tomber dans la
» cavité de l'os ſacrum ». On aſſurera à M.
Levret que c'eſt poſitivement le contraire, &
que toute les fois que le menton de l'enfant
quitte ſa poitrine, ou s'en éloigne trop, l'accouchement devient laborieux, & preſque toujours impoſſible à la nature, ſur-tout ſi la tête a un
volume proportionné à celui du baſſin (1). » Un
» des inconvénients, dit encore notre Accou-
» cheur, de l'application du levier, comme il eſt
» preſcrit, c'eſt qu'on feroit appuyer le menton
» de l'enfant ſur la poitrine, tandis qu'il faut l'en
» dégager pour lui donner la liberté de tourner
» vers l'une ou l'autre échancrure iliaque ». Ce
que M. Levret aſſigne ici comme un inconvénient à éviter, eſt préciſément ce par quoi cet
inſtrument triomphe dans les cas d'accouchement laborieux.

M. Levret établit donc un principe diamé-
tralement oppoſé à la doctrine de Deventer &
de Smellie, doctrine fondée ſur l'obſervation,
& dont je fais à mes Eleves la démonſtration

---

(1) Acc. lab. pag. 228.

I

vivante. Ce principe, en tout opposé à la marche naturelle, contredit cette manœuvre si admirable de Smellie, qui, s'étant convaincu par un examen profond , & d'après des malheurs dans les premiers temps de sa pratique, que la plupart des accouchements laborieux ne provenoient que de ce que le front descendoit au lieu de l'occiput, relevoit le premier avec ses doigts, &, par ce moyen, faisoit redescendre l'autre , ce qui mettoit la nature en état de terminer heureusement : mais avec le principe qu'établit ici M. Levret, il rendra laborieux un accouchement très simple & très naturel. Et s'il écarte la nature de la route qu'elle tient, comment l'y fera-t-il rentrer, lorsqu'elle sera égarée ? C'est pour avoir adopté ce principe funeste, que Roederer est tombé dans des fautes si meutrieres & si multipliées. Oh ! funeste effet d'un savoir qui n'a pas pour base l'observation !

Il est impossible d'accorder M. Levret avec lui-même : ce qu'il dit dans l'article du levier de Rhonhouisen (1), est contraire à ce que je

----

(1) Acc. lab. pag. 174.

viens d'extraire. Je défie de concilier les principes opposés & contradictoires qui se rencontrent dans cet Ouvrage, où l'on ne trouve aucun
enchaînement de principes. On s'apperçoit que   Confusion.
cet Accoucheur a trop aspiré à la réputation : il
semble ne s'être exercé qu'à écrire & compiler
des idées, sans les lier ou observer leur accord
ou leur dissonnance. On trouve un amalgame de
principes si opposés, que l'Auteur pourroit toujours en invoquer quelqu'un pour soutenir des
opinions contraires aux siennes ; mais des faits
développent toute cette obscurité, que nous n'a-
vons pénétrée qu'après beaucoup de travail.

Nous ne pouvons, dans les bornes d'un extrait, rassembler toutes les erreurs de cet Accoucheur si tranchant en principes, parlant d'axes   Abus de géo-
dans le bassin (1), de paraboles, de directions   métrie.
de forces, que la nature ne suit nullement.
L'usage que fait l'Auteur de la Géométrie,
prouve que s'il l'entend, il a l'art de la rendre
inintelligible aux autres, & d'en faire un abus
dangereux.

Les erreurs sur les principes ont produit des

---

(1) Art, page 8, & depuis 297 jusqu'à 317.

Examen de a pratique.

Les pieds préférés à la tête.

Danger des mouvemens de moulina-ge.

fautes capitales en pratique. Le méchanifme par lequel la tête franchit le baffin, étant mal connu de cet Accoucheur, il doit, comme Mauriceau qu'il a pris pour modele, aller fouvent chercher l'enfant par les pieds. En effet, il eft probable que M. Levret a employé fouvent cette manœuvre favorite de Mauriceau ; car il foutient que l'enfant vient mieux par les pieds que lorfqu'il fort par la tête (1). Sans doute lorfque ces Accoucheurs ont été chercher l'enfant par les pieds, ils ont trouvé de grands baffins, ou bien, comme le dit Smellie avec beaucoup de vraifemblance, ils ont gardé le fecret fur les fuites malheureufes de leurs manœuvres.

L'opération d'aller chercher l'enfant par les pieds, toute dangereufe qu'elle eft pour fa vie, eft rendue plus dangereufe encore par les mouvements de moulinage que l'Auteur prefcrit (2). Par cette manœuvre, on fait des tiraillements fur la colonne épiniere, & s'ils font mortels dans tous les âges, ils le deviennent bien davantage dans celui où la charpente offeufe eft fi frêle &

---

(1) Acc. lab.
(2) Art , pag. 116.

ſi foiblement aſſemblée. On ſait que tout ef-
fort ſur la colonne épiniere des animaux les plus
vivaces, les fait périr en un inſtant : donc, les
mouvements que nous venons de condamner,
joints à ceux que conſeille encore M. Levret
pour dégager la tête, & qui conſiſtent à peſer
ſur les épaules, doivent être abſolument mortels.

Nous avons vu cet Accoucheur célebre peu
d'accord avec lui-même, lorſqu'il traite les dimenſions du baſſin ; il ne l'eſt pas davantage ſur
les principes qu'il donne pour dégager la tête,
lorſqu'on a été chercher les pieds. Tantôt il veut
qu'on place la face en deſſous (1), c'eſt-à-dire,
vis-à-vis le ſacrum, moyen par lequel Mauriceau dit que la tête reſte quelquefois ſur le
baſſin, quelque précaution que l'on prenne ;
d'autres fois le haſard l'ayant conduit à placer
la tête de côté, après avoir tenté inutilement,
& au détriment de l'enfant, la premiere méthode, il reconnoît l'avantage de la ſeconde (2),
en fait un précepte dans tous les cas, rectifie en
conſéquence ſes erreurs ſur les dimenſions,

Comment dégage la tête dans l'Accouchement par les pieds.

(1) Acc. lab. pag. 71.
(2) Ibid. pag. 151.

réimprime dans le même Ouvrage le principe opposé, revient à ses premieres erreurs sur les dimensions ; & pour paroître d'accord avec lui-même, amasse inconséquences sur inconséquences.

Dans le cas où l'enfant franchit la vulve, soit qu'on ait été le chercher par les pieds, ou qu'il soit venu par son autre extrémité, lorsqu'on n'entend pas le méchanisme de la sortie de la tête, le déchirement d'une partie du périnée est un malheur qui n'est pas rare. La manœuvre que prescrit alors notre Auteur (1), n'a pu prévenir ce malheur : la nature doit être autrement secourue qu'il ne le prescrit, pour ne rien offrir de pareil.

Les accouchements laborieux ont toujours été rangés en une classe à part, & très étendue dans tous les Traités de ceux qui ont mal saisi le méchanisme naturel de cette opération. M. Levret a pricipalement porté ses vues vers cette classe ; il l'a multipliée au point de faire croire presque tout laborieux dans cet Art. Faut-il s'en étonner, d'après ses principes ? Il fait sur cet

Multiplie les Accouchements laborieux.

____

(1) Art. pag. 313.

objet un volumineux Ouvrage , dans lequel il
fe répand en hypothefes fur les caufes de ces
accouchements. C'eft daus la maniere de rai-
fonner fur les caufes que fouvent on s'égare ,
& c'eft du faux raifonnement que toutes les erreurs en pratique prennent leur fource. Loin
donc d'eclairet l'art en le fimplifiant , M. Levret
fe crée des fantômes , & perd de vue l'ennemi
qu'il auroit dû détruire.

Comme dans les accouchements laborieux
l'obliquité naturelle de la matrice s'eft manifeftée à fes yeux , il lui attribue l'obftacle le
plus fréquent à l'accouchement (1). A cette
obliquité il ajoute une autre caufe , l'attache
latérale du placenta qu'il dit pouvoir reconnoître pendant la groffeffe. Nous le félicitons fin-
cérement de cette fineffe de tact ; mais quand
nous la lui fuppoferions, il n'en feroit pas moins
ridicule de conclure que l'enfant prend différentes pofitions , felon l'endroit où s'attache le
placenta. Cette opinion bifarre étoit morte en
naiffant ; M. Levret la reffufcite pour fe faire
un ennemi de plus à combattre. Enfin l'encla-

Caufes d'Ac
couchements
laborieux.

---

(1) Caufes d'Accouchements laborieux , pag. 47.

vement des épaules est un des grands chevaux de bataille. Un peu de cette Géométrie, cependant, que l'Auteur invoque si souvent à tort, lui eût démontré que l'étendue qui va du sommet de la tête aux épaules, est plus considérable que la profondeur du bassin ; qu'ainsi le prétendu enclavement ne peut avoir lieu tant que la tête n'est pas sortie de la vulve.

Pour terminer ces sortes d'accouchements, la plupart des Praticiens ont mis leur confiance dans les instruments. M. Levret paroît s'être fondé sur eux plus qu'aucun de ses prédécesseurs : il en fait une longue histoire & de très amples descriptions : il semble, à l'entendre, que tout l'art dépende moins de la tête qui les dirige, que de la forme qu'on leur donne, comme l'Empirique fait dépendre le succès du remede, & non de la maniere de l'administrer. Il regarde ses travaux en ce genre, & les corrections qu'il a faires ou imitées comme un des plus grands efforts du génie. » La pratique, » dit-il (1), secondée de la théorie, secou-

---

(1) Suite d'Accouchements laborieux , Préface , pag. 19.

» rue du génie, m'a fait imaginer un inftru-
» ment, &c. »

Cette heureufe découverte que la pratique, fecondée de la théorie, fecourue du génie, a enfantée, c'eft le tire-tête, machine dont l'é- Tire-tête, norme complication fait tout le merveilleux ; machine qui dut en effet s'attirer l'admiration de tous ceux que la pratique, la théorie & le génie n'éleverent point jufqu'à ce haut degré d'invention; machine merveilleufe, que cependant fon auteur a abandonnée au moment où fes difciples s'en font pourvus, pour fubjuguer les ignorants dans leur patrie, comme ils l'ont été eux mêmes.

Deux mots fuffifent pour prouver l'inutilité Son inutilité. de cet inftrument, ou la tête de l'enfant eft trop volumineufe relativement au baffin, ou elle eft mal fituée fur cette cavité. Dans le premier cas, le tire-tête de M. Levret ne peut jamais affez diminuer l'une pour lui faire franchir l'autre, & alors le forceps auroit un effet plus sûr & plus prompt. Dans le fecond cas, il faut commen-cer par replacer convenablement la tête ; & alors fi elle eft reftée feule dans la matrice, un cro-chet appliqué à l'occiput fuffit pour l'extraire, fans employer une méchanique inutile, dont l'exceſſive complication ne peut , dans ce cas déſaſtreux , qu'embarraſſer l'Accoucheur , produire des accidents qu'on peut épargner en ſimplifiant l'opération.

Le forceps.   Le forceps , revu , corrigé & augmenté par M. Levret , n'a pas obtenu de l'Etranger les mêmes applaudiſſements que de la Nation Françoiſe. Smellie, Bohemer & autres Médecins l'ont blâmé , parcequ'il eſt compliqué , embarraſſant , effrayant , & que dans des mains ignorantes ſon uſage eſt plus dangereux que celui des Anglois.

Mal appliqué.   La maniere dont l'Auteur veut qu'on applique cet inſtrument , en augmente (1) encore le danger. Il veut qu'on commence par porter une branche du forceps d'un côté , & que delà on la tranſporte au côté oppoſé. Cette manœuvre , que M. Levret recommande dans les cas d'enclavement , eſt alors impoſſible : il faut que l'Auteur ne l'ait exécutée que ſur des fantomes ; car ſur des ſujets vivants , dans le cas indiqué , elle eſt impoſſible ; & ſuppoſé qu'on pût l'employer , elle expoſeroit la matrice à des contuſions , des

---

(1) Acc. lab. pag. 172.

pincements, & autres femblables accidents : il faut donc profcrire une pareille manœuvre, qui eft autant inutile qu'elle eft difficile & dangereufe.

Le crochet à gaîne eft encore le produit du délire de l'imagination occupée des inftruments. Puiffe ce goût fatal être arrivé à fon terme ! puiffe-t-il être détruit de maniere à ne jamais reparoître !

D'après cet examen, on ne s'étonnera donc plus que M. Levret ait tant infifté fur ce qui femble étranger à l'accouchement proprement dit, & qu'il ait gliffé fur ce que cette opération a d'effentiel. Ce défaut eft commun à tous les Accoucheurs inftrumentants ; tous ont perdu de vue le fpafme de la matrice à mefure qu'ils fe font plus occupés d'inftruments. M. Levret ne peut éviter ce reproche ; il le mérite même encore plus que Mauriceau fon modele. Cependant c'étoit vers cet objet capital qu'Hippocrate & tous les Anciens tournerent principalement leur vue. C'eft en s'en occupant effentiellement, que Deventer & Smellie ont été conduits aux fuccès qui ont couronné leurs travaux, tandis que ceux qui n'y ont pas fait attention , ont abufé de l'Art au lieu de le développer : leurs manœuvres mal entendues n'ont eu qu'une issue malheureuse, & ils ont rendu homicide le fer dont ils se sont armés.

Nécessité d'examiner ses Observations. Cependant, comme on peut moins prononcer sur la pratique d'un Auteur par ce qu'il a conseillé que par ce qu'il a fait lui-même, voyons de quelle maniere M. Levret s'est conduit dans les diverses circonstances dont il a donné les observations pour servir d'instruction à ses successeurs dans le même Art; voyons si ses opinions ont influé sur sa conduite.

De quarante observations qui sont consignées dans les ouvrages de M. Levret sur les accouchements laborieux, il n'y en a que quinze qui lui soient propres & personnelles : les autres qu'il rapporte, n'ont été extraites de divers Auteurs, que pour venir à l'appui & confirmer sa doctrine & sa pratique. Mais n'est-ce pas à la raison plutôt qu'à l'autorité à nous consolider dans nos principes. Il faut moins s'attacher, je pense, à rechercher ce qu'ont fait les autres, qu'à connoître ce qu'ils ont dû faire : mais passons à l'examen des quinze observations.

Position des enfants mal expliquée. Il est assez difficile de démêler quelle étoit la vraie position des enfants : l'Auteur ne s'attache point à l'établir positivement, comme a fait

Smellie, dont les observations font claires, pré-
cises & palpables ; mais ici c'est un secret qu'il
faut, pour ainsi dire, arracher, & qu'on ne
divulgue qu'après avoir étudié le langage de
l'Auteur.

Dans le premier ouvrage de M. Levret, qui
porte pour titre : *Observations sur les Accouche-*
ments laborieux, &c. on ne trouve que deux
observations. Dans la premiere (1), la tête de
l'enfant descendoit par le front qui venoit s'arc-
bouter contre l'os ischium gauche. L'Auteur se
sert ici du langage de Mauriceau, en disant que
la tête se présentoit de côté ; ce qui seul n'eût
pas donné une idée de la position. Dans cette
circonstance critique, la femme est abandonnée
aux plus affreuses douleurs pendant cinq jours,
au risque de périr elle & son enfant. Après avoir
si long-temps espéré, & cela sans fondement,
l'Auteur emploie son tire-tête, & amene un enfant mort ; il s'applaudit de son triomphe, vante
l'instrument qui le lui procure : mais pour en
venir à cette extrêmité, autant eût valu prendre son parti dès les premiers temps ; on eût

Premiere
Observation.

____

(1) Acc. lab. pag. 105.

amené l'enfant vivant. Il femble que l'Auteur ne s'eft propofé que de terminer les accouchements, fans rechercher de toutes les manieres la meilleure. Pourquoi ici des inftruments ? Je conçois qu'après cinq jours de travail, ils étoient néceffaires, vu le fpafme de la matrice, qu'on ne fongea pas un inftant à calmer : mais fi, comme Smellie, on eût, au début du travail, relevé le front avec les doigts ou avec la main, & qu'on eût rappellé l'occiput en enbas, l'enfant fût venu heureufement à la vie, & la mere n'eût pas été à deux doigts de fa perte par d'auffi longues fouffrances. Notre Auteur étoit éloigné d'une pareille manœuvre, puifqu'il penfe & écrit que dans l'accouchement naturel le front doit defcendre & l'occiput remonter : voilà l'effet des fauffes maximes.

Seconde Obfervation.
Dans la feconde obfervation (1), la pofition de l'enfant étoit la même que la précédente. Cet Accoucheur fait plufieurs tentatives pour redreffer la tête, non pas comme Smellie, mais comme Mauriceau fon modele, en cherchant à rappeller le vertexe : fes efforts mal dirigés font inutiles. Il voit l'obftacle d'un

____

(1) Acc. lab. pag. 122.

œil tranquille, lorfqu'une perte accompagnée de foiblefle met la vie de la femme en péril; le danger le réveille; il oublie d'employer **fon** tire-tête; il fe preffe d'aller chercher l'enfant par les pieds; il porte la main du côté gauche du baffin pour les obtenir, & dans cette pofition, femblable à la précédente, nous dit M. Levret, la tête defcend & franchit la vulve. L'Obfervateur n'en devine pas la caufe; il ne cherche pas même à la conjecturer; il ne pouvoit y parvenir d'après fes principes; cependant le méchanifme de cette fortie eft bien fimple: l'Accoucheur en portant fa main pour aller chercher les pieds, a relevé le front; la tête alors s'eft trouvée convenablement placée; les contractions utérines étoient fortes; elles l'ont emporté fur les vues de l'Auteur, & l'enfant eft forti malgré lui.

D'après ce fait fingulier, n'eft-il pas plus fingulier encore que l'Auteur ne cherche pas à fe rendre compte du méchanifme d'une terminaifon fi inopinée. Un Obfervateur attentif doit mettre à profit jufqu'aux hazards qui quelquefois fervent mieux que la prudence : mais l'efprit de fyftême dénature tout; ce n'eft plus l'œil qui voit, ni la main qui fent, c'eft le préjugé qui,

plus fort que tous les raisonnements, fait cadrer à sa méthode tous les phénomenes de la
nature , quelque opposés qu'ils lui puissent
être.

Premiere Ob-
servation de
la suite des
Recherches
sur les Accou-
chements la-
borieux.

Une erreur capitale conduit toujours à une
multitude d'autres : dans la suite de ses recherches sur les accouchements laborieux ,
M. Levret dit qu'il assista à un accouchement
qui embarrassa fort les plus grands Maîtres ,
» & qu'ils ne purent terminer qu'en usant des
» moyens extrêmes. Cependant, dit M. Levret,
» dans le cas posé, la tête & le corps de l'en-
» fant étoient assez bien disposés & le bassin
» assez grand, & malgré cela, il fallut en venir
» à percer le crâne & le vuider. Ce cas, pour-
» suit-il, n'est pas le premier que j'aie ren-
» contré , & il y a en cela quelque chose
» d'incompréhensible «. Ce qui est si incompréhensible à M. Levret, n'eût pas paru tel à
Smellie : la tête dans le cas posé étoit, dit-on,
bien placée ; mais quelle étoit sa position ? c'est
ce qu'on ne dit pas. M. Levret exige donc qu'on
le croie sur sa parole & sur son opinion.

Seconde Ob-
servation.

M. Levret fut appellé quelques années après
dans un cas semblable , où le cordon ombilical
étant sorti , la sage-femme tenta de le replacer ;

ter : ce fut en vain. Elle amena une main à l'orifice : M. Levret est appellé ; la femme expire un instant après. Cet Accoucheur fait l'opération césarienne pour découvrir la cause si inconnue de ces sortes d'accouchements. Telle étoit, nous apprend-il, la position.

Le dos de l'enfant étoit du côté gauche ; l'occiput remontoit, & la face étoit à droite ; le ventre se présentoit à la partie la plus basse ; une épaule étoit appuyée sur la simphyse de l'os pubis à gauche, l'autre sur la partie latérale de la saillie de l'os sacrum.

On ne peut disconvenir, dit M. Levret, que la difficulté de cet accouchement ne soit l'effet de la situation latérale & oblique du corps de l'enfant : ensuite M. Levret s'attache à l'enclavement des épaules : mais il ne pouvoit y en avoir, puisqu'elles étoient dans le plus grand diametre du bassin.

Dans le cas posé, l'enfant étoit très bien situé ; mais la sage-femme en voulant replacer le cordon, avoit fait remonter l'occiput & descendre la face : il ne falloit que la relever à temps, la mere & l'enfant étoient sauvés. Voilà tout le secret de ces accouchements, dont la cause est si cachée, & qui embarrassent tant les

K

plus grands Maîtres. Faute de connoître une manœuvre si simple, quel désastre lamentable !

Troisieme Observation.

La troisieme observation présente la même position, qui devint laborieuse pour quelque cause d'espece semblable à la précédente, ou par d'autres non moins faciles à prévenir qu'à réparer. Dans celle-ci, dit l'Auteur, le visage descendoit, & étoit placé à droite. Vainement on emploie le forceps que propose M. Levret : on saisit une des épaules de l'enfant que l'on croit faire obstacle ; on la place de côté ; c'est, dit-on, le fruit de réflexions confirmées par la pratique ; mais la pratique cette fois se refuse à une nouvelle confirmation. M. Levret propose alors d'aller chercher l'enfant par les pieds ; avis inutile ; il ne fait pas la moindre attention au spasme, au referrement de la matrice ; autre sacrifice odieux : on perce, on vuide le crâne ; on revient encore à vouloir déplacer les épaules. Et sur quel bassin opere-t-on ainsi ? sur le bassin d'une femme que l'on reconnoît pour être bien conformée.

Lorsqu'on n'a pas lu & médité les écrits de cet Accoucheur, il est impossible de s'imaginer que des ouvrages si répandus, si vantés, même par les gens de l'Art, ne soient qu'un tissu de

principes faux & souvent contradictoires. Auffi
dirons-nous aux Éleves : O vous qui vous def-
tinez à exercer cet Art , obfervez la nature ,
étudiez fa marche , fes phénomenes , fes irrégu-
larités ; faites-vous des principes pour tous les
cas, ou applicables à tous les cas, comme l'ont
fait Deventer, Smellie ; alors vous pourrez lire
ces obfervations : vous y verrez jufqu'à quel
point l'efprit prévenu peut s'égarer , & comment la multitude, féduite par la célébrité d'un
homme qu'elle ne comprend pas, peut adopter
des inconféquences & admirer des erreurs.

Dans la cinquieme obfervation, en tout femblable aux deux précédentes , M. Levret touche
l'orifice de la matrice ; ne porte pas plus loin
fes obfervations ; fait un prognoftic qu'on n'é-
couta pas , parcequ'on le crut imaginaire ; mais
que l'événement cependant ne confirma que
trop pour la mere & pour l'enfant, qui furent,
ajoute-t il, victimes à quelques égards de l'ignorance : au lieu de prophétifer des malheurs , il
falloit les prévenir , & cela étoit facile.

C'eft après avoir fait des réflexions fur ce
trifte événement, que notre Auteur établit les
principes fuivants, que la théorie & la pratique

Cinquieme
Obfervation.

K ij

fondées fur l'obfervation , contredifent & dé-
favouent.

M. Levret affure que dans tous les cas où la
matrice eft oblique , c'eft un vrai coup de maître
que de percer les eaux, & d'aller chercher l'enfant par les pieds ; vrai coup de maître , dit-il ,
fondé fur la raifon & l'expérience. Comment
peut-on invoquer la raifon & l'expérience pour
un coup mortel , qui rend laborieux l'accouchement le plus naturel, qui ôte à la nature fa plus
précieufe reffource. Non , l'Auteur n'a pas mis
en pratique le précepte qu'il donne ici ; autrement il n'eût pas laiffé terminer en paix un feul
accouchement. La nature elle-même a voulu
prouver dans l'obfervation fuivante à cet Auteur, la fauffeté de ce principe.

Toujours chancelant dans la théorie, M.
Levret oublie bientôt l'obliquité de la matrice,
pour trouver des obftacles dans l'enclavement
des épaules ; enclavement imaginaire, & que
l'Auteur allégue fans pouvoir le prouver ; enclavement fingulier, qui eft détruit par un fimple
changement de pofition. Notre Auteur ne peut-il
le détruire par un changement de pofition ? alors
il a recours à fon tire-tête. L'inftrument man-

que-t-il fon effet, comme il doit arriver fouvent, & fur-tout ici où l'obftacle vient plutôt
de la mauvaife pofition de la tête que de fon
volume & de celui des épaules ; au lieu de réduire tout en ordre comme Smellie , il confeille
de recourir à l'infernal crochet à gaîne , au re-
doutable perce-crâne : voilà les fruits amers de
ces principes fondés fur le raifonnement , l'expérience , la géométrie & la mécanique.

L'Auteur s'eft plaint de la pofition latérale de
l'enfant , de l'enclavement des épaules , de
l'obliquité de la matrice ; il va fe plaindre de
l'attache latérale du placenta. Il fait de tout des
torts à la nature ; tandis que fans celle il accufe
cette bonne mere, elle femble fe difculper, vouloir le conduire dans le chemin de la vérité , &
fe rire de fes fyftêmes, en les démentant par des
faits oppofés. dans l'obfervation vingt-feptieme ,
le placenta étoit latéral , la matrice oblique , &
la femme accouche heureufement. Quelle leçon
pour les gens à fytêmes !

Un obftacle d'un autre genre, va rendre dans la
vingt-huitieme obfervation l'accouchement laborieux. M. Levret touche la femme & fe plaint
qu'on lui a caché que le baffin eft mal conformé.
Qu'eut-il donc répondu s'il eut été appellé pour

s'affurer de cette même conformation ? Il va chercher l'enfant par les pieds ; après diverfes tentatives, notre Accoucheur place la face vers le côté,
amene un enfant mort à caufe des efforts qu'il
avoit faits auparavant, lorfque la face étoit placée
vers le facrum : & parceque le hafard la conduit à
une heureufe terminaifon en plaçant la face de
côté, il en fait avec raifon un précepte général ; mais il n'en accufe pas moins le baffin d'ê-
tre mal conformé, & d'être femblable, ce font
fes expreffions, à ces baignoires de propreté
nommées bidets, ce qu'il n'avoit pas foupçonné
après examen fait.

On peut affurer à M. Levret, qu'il n'y auroit guere de baffins bien conformés, fi on regardoit comme viciés ceux dans lefquels la tête
ne peut fortir, la face tournée vers la tubérofité
du facrum, & cela devroit être d'après l'étendue
qu'il donne au diametre de devant en arriere. Si
l'enfant ne peut fortir que felon certaines dimentions, comme cela arrive, doit-on pour cela re-
garder le baffin comme 'mal conformé ? Il ne
faut que placer convenablement la tête, & c'eft
ce qu'avec de vrais principes fur les dimentions,
on ne manque jamais de faire.

Vingt-neuvie-
me Obferva-
tion.

La vingt-neuvieme obfervation nous offre une

Sage-femme qui ayant amené la tête hors de la vulve l'avoit luxée. La matrice étoit en ſpaſme, on n'y porte aucun remede : le crochet à gaîne appliqué ſur la poitrine vient terminer, par une horrible & inutile boucherie, cette ſcene déja trop affreuſe : mais dira-t-on, cet inſtrument cruel n'eſt appliqué que ſur un cadavre, ſoit : mais s'il y avoit des moyens plus ſimples, plus conformes à l'état de cette femme, pourquoi en imaginer de compliqués.

Dans la trentieme obſervation, la tête, dit l'Auteur, étoit arrêtée, à moitié de ſa longueur, dans le détroit ſupérieur, la fontanelle vers le pubis, la face en deſſus, la tête plus ſerrée du côté droit que du côté gauche.

Trentieme Obſervation.

Ici, la nature écartée de ſa route a beſoin d'un guide ; l'Accoucheur ne lui donne aucun ſecours ; il quitte la femme malgré cette criſe affreuſe, revient l'après midi, n'agit point encore, & ſe borne à faire une ſaignée qui ne pouvoit être d'un ſecours efficace. Indécis ſur les choix des moyens, il appelle un conſultant, en faut-il, lorſqu'on a des principes ? L'inſtrument paroît la planche dans le naufrage ; une branche du forceps eſt portée d'un côté, & de-là, reportée ſemi circulairement vers l'autre, au riſque de faire à la matrice des déchiremens & des contusions funestes. On tire la tête en différens sens, l'enfant meurt. Smellie en pareil cas, n'eut pas agi de cette maniere ; l'accouchement eut été heureux en ses mains ; mais Smellie avoit des principes.

Dans l'observation suivante, la femme accouchoit pour la dixieme fois ; la position est la même que la précédente ; on applique le forceps de la même maniere , & le résultat est le même. Le placenta étoit cependant au centre ; mais ce malheureux enfant avoit sans doute des épaules plus grosses que les neuf qui l'avoient précédé, puisque M. Levret les accuse d'avoir fait l'obstacle , il falloit se justifier : tirons le rideau sur cette scene lugubre.

La trente - deuxieme observation n'est pas expliquée par l'Auteur d'une maniere moins obscure que les précédentes. La face , dit-il , étoit située obliquement un peu en dessus & de côté. M. Levret , si actif en nombre de circonstances , attend encore ici lorsqu'il faudroit agir ; il laisse la femme jusqu'au midi du lendemain dans un état de souffrance. Devenu timide , sans doute par ses malheurs , il requiert un consultant ; il se décide enfin à porter la main entre la

(153)

tête & le pubis, pour repousser les épaules qu'il
croit faire obstacle ; la manœuvre ne lui réussir
point ; l'on doit en sentir la raison, d'après ce
que j'ai dit ; le forceps employé amene enfin un
enfant vivant qui avoit une tumeur au pariétal.
N'eut-il pas mieux vallu, dès l'instant où l'Auteur
fut appellé, faire coucher la femme sur le côté
droit, relever la face avec la main ou avec les
doigts , ce qui devoit être facile alors, sur-tout
dans un bassin qui avoit déja donné passage à
plusieurs enfants.

Les mains sortent avant la tête dans la trente-
troisieme observation. M. Levret applique une
branche du forceps de chaque côté, sans faire
contourner la premiere du côté opposé à celui
où elle avoit été d'abord introduite : il amene
heureusement l'enfant. Pourquoi donc cet Accoucheur fait-il ailleurs de ce contour, un précepte encore plus dangereux qu'il n'est inutile ?
M. Levret déroge ici avec raison à ses principes. Que ne l'a-t-il fait plus souvent ? mais
le défaut de vérité dans les principes, entraîne
nécessairement celui d'unité.

La trente-cinquieme observation nous offre un
enfant présentant la fontenelle antérieure ; on ne
peut savoir de quel côté M. Levret attend pai-
siblement le parti que prendra la nature. Des

(154)

treffaillement lui annoncent la mort de l'enfant ;
alors il applique le forceps , mais il ne dit point
comment il amene encore un enfant mort ,
qui felon lui pefoit quinze livres, poids ex-
ceffif qui ne fe rencontre jamais ; fans doute c'é-
toit pour juftifier les fuites de cet accouchement.
La mere eut une hémorragie qui lui fut funefte ;
c'eft encore un de ces cas où , fans inftruments ,
fans manœuvres compliquées , on eut pu conferver & la mere & l'enfant.

Enfin dans la trente-fixieme & derniereob-
fervation , la tête , dit M. Levret, eft enclavée
obliquement dans les os du baffin ; le côté gauche étoit le feul qui fut libre ; quand on connoît la maniere de s'exprimer de l'Auteur , on
le devine. La mere a des convulfions , alors on
applique le forceps près des orbites à la maniere
de Grégoire , auffi amene-t-on un enfant mort.
On cherche à fe juftifier à la faveur d'une
prétendue adhérence latéralle du placenta, &
l'on met fur la lifte de fes triomphes une victoire
imaginaire.

Telles font les Obfervations qui appartiennent à M. Levret. Voilà les modeles qu'il propofe aux Eleves de l'Art, puiffent ces prétendus fecours fe perdre dans les abîmes de l'ou-

bli ; puisse-t-ils inspirer aux hommes l'horreur des cruautés dont ils offrent l'exemple.

Mauriceau, M. Levret & Roederer, ont singuliérement retardé les progrès de cet Art dans notre patrie, par la similitude de leur doctrine, & sur-tout M. Levret, par l'obscurité dont il s'est enveloppé.

Comparons maintenant Deventer, Smellie à ces Praticiens. Nous verrons du côté des premiers des succès constants, obtenus par des moyens simples & naturels, & de l'autre des terminaisons funestes opérées par des moyens aussi barbares que difficiles dans leur exécution.

C'est le sort de la vérité de frapper peu les hommes que le merveilleux subjugue : aussi des hypotheses passent la plupart du temps pour profondeur de génie : oser les discuter, c'est presque faire crier au sacrilege. Je n'ai pas cru qu'un motif si foible dût m'empêcher de dire la vérité. J'ai eu le courage de résister au torrent de l'opinion, & de ne pas m'en laisser imposer par des noms qu'une longue possession semble avoir accrédités.

Il est certain que M. Levret a cru voir la vérité dans tout ce qui cadroit à son système. On doit lui donner les intentions les plus pures & les plus honnêtes. M. Levret a eu, comme nous, le projet de se rendre utile en secournt l'humanité souffrante : s'il s'est égaré dans la route, vers ce but intéressant, on ne doit pas moins de reconnoissance aux efforts qu'il a faits pour y atteindre. Nous jugeons les Ecrits de M. Levret, & nous honorons sa personne : nous présumons même que l'expérience & une longue pratique ont rectifié beaucoup de jugemens qu'il a portés avec trop de précipitation ; mais les erreurs d'un homme célebre sont, d'autant plus dangereuses, qu'elles font autorité. Les Ouvrages de cet Auteur subsistent ; ce sont les principes qu'il y a consignés que nous attaquons ; & la tâche que nous nous sommes imposée, nous fait une obligation de les proscrire.

M. Antoine Petit.

Nul Médecin en France n'avoit encore exercé l'Art des Accouchemens, lorsque la Faculté de Paris eut la satisfaction de voir un des plus éclairés, d'entre ses Membres, s'engager dans cette pénible carriere. Les Facultés Etrangeres fournissoient déja plusieurs exemples de cette heureuse témérité ; mais un antique usage avoit long-temps retenu les Médecins François dans l'opinion qu'ils n'acquéroient la science, que pour aider l'humanité de leurs conseils. M. Petit ose franchir les bornes que cette odieuse prévention s'efforçoit de mettre au ferment illimité, qu'il avoit fait, d'être utile. Digne émule d'Aftruc, il fe dévoua, comme lui, à l'enfeignement public de l'Art des Accouchements; il fit plus, il pratiqua cet Art; &, le flambeau de l'expérience à la main, il apprit à fes Eleves à marcher d'un pas affuré, dans des routes que les Médecins, fes Prédéceffeurs, n'avoient fait tout au plus que leur indiquer.

Moins jaloux de paroître inftruit, que de faire fructifier l'inftruction, il éloigna de fes cours tout ce qu'on appelle citations, autorités, érudition : il fe contenta d'être clair, méthodique & précis. Abeille infatiguable, il mit à contribution les meilleurs Auteurs, éclaircit leur doctrine, fimplifia leur pratique ; Smellie & Deventer lui fervirent de guides, fans cependant l'empêcher de fuivre les heureux élans de fon génie.

Sous des aufpices auffi favorables, les inftruments meurtriers & les myfteres difparurent : tout fut manifefté ; tout fut rendu-palpable aux moindres efprits : une éloquence agréable, naturelle, perfuafive, fembloit ajouter de la folidité aux préceptes. Je ne crains point de le dire : fi M. Petit fe fut étendu dans fes cours fur la

N'a point fait exercer l'accouche-ment.

partie chirurgicale ; s'il eut fait pratiquer l'accouchement dans son emphithéatre, il n'auroit rien laissé à desirer à ses Disciples, & l'Art se seroit infailliblement élevé en France au plus haut degré de splendeur.

S'occupe plus des maladies.

Les maladies des femmes fixerent sa principale attention. Il crut sans doute qu'il n'importoit, pour le moment, que d'établir une saine théorie de poser les principes fondamentaux ; & , comme s'il eut voulu ménager les moyens de s'illustrer aux Médecins qui cultiveroient le même champ, il leur laissa le soin de faire exercer l'Art, & de procurer à la Nation une pépiniere d'habiles Accoucheurs.

M. LEMOINE.

M. Lemoine, Docteur-Régent de la Faculté de Paris, vient de publier quelques résultats des leçons de cet illustre Professeur. Il ne faut pas toutefois apprécier M. Petit d'après ces résultats ; car M. Lemoine avoit pour objet principal, de rendre publique la traduction d'un Traité sur les Accouchements. Ce n'est que par forme de commentaire qu'il expose ce qu'il a recueilli, lorsqu'il suivoit les cours de M. Petit ; & l'on conçoit aisément que des principes publiés, en forme d'apostille, ne sont guere propres à faire connoître le génie de leur Auteur.

(159)

Quant à l'Ouvrage que M. Lemoine a tra-duit, il a été composé par Burton, Chirurgien Anglois. Il seroit très difficile de s'en former une juste idée ; on n'y rencontre, ni plan ni but capital ; tout est jeté au hasard, & pour ainsi dire par boutade : ce qui ne choque pas moins, c'est la passion, ou pour mieux dire, la manie de l'Auteur pour les instruments : désespérant d'en créer de nouveaux, il se tourmente pour corriger & augmenter les anciens ; il croit donner un nouveau prix à son Ouvrage, en l'ornant des instruments d'Albucasis. Burton étoit certaine-ment instruit ; on s'en apperçoit à travers la confusion qui domine dans son Ouvrage ; ce-pendant il n'a rien dit de neuf, & l'on peut ajouter qu'il est même tombé dans de grands écarts, pour ne s'être pas assez occupé des di-mentions : postérieur à Smellie, il entreprit de le critiquer, tandis que la foiblesse de ses or-ganes, ne lui permettoit pas même de le suivre des yeux.

Tel fut à-peu-près le jugement que les gens de l'Art prononcerent sur le Traité de Burton, lorsqu'il parut. Les Journalistes Anglois saisirent même cette occasion, pour s'acquitter envers Smellie, du tribut d'éloges qui lui étoit si légiti-

Traduit.
BURTON.

Goût de Bur-ton pour les instruments.

Confusion.

A critiqué Smellie, qu'il n'a pas enten-du.

Jugement des Anglois.

mement dû. Ce jugement & ces éloges irriterent l'efprit impétueux du Critique. Il compofa un nouveau Traité fur les Accouchements, unique- ment pour combattre les falutaires principes de fon prétendu rival : aveuglé par la paffion, il cenfura fans difcernement, & ne s'attacha qu'à des miferes.

M. Lemoine a réuni ces deux Traités dans la traduction qu'il a faite de l'Auteur Anglois : fon travail eft diftribué en deux volumes, chargés chacun d'environ 800 pages ; chaque page eft fubdivifée en deux Parties ; l'une préfente le texte traduit ; l'autre contient des additions, des paragraphes, des notes, des explications : elle eft plus confidérable que la premiere, & com- pofe au moins les deux tiers de l'Ouvrage : c'eft dans cette feconde Partie que fe trouvent en- chaffés un grand nombre de préceptes, d'obfer- vations, d'idées de plufieurs Auteurs, étonnés de fe trouver réunis, tels que de Smellie, de M. Levret, & de M. Petit, auquel l'Ouvrage eft dédié.

Le defir de tout connoître, a foutenu mon courage dans l'examen de cette volumineufe production ; & j'ai reconnu que, foit négligence ou autrement, on attribue à M. Petit des pré-

Faux princi- pes attribués à M. Petit.

ceptes,

ceptes , qui jamais ne furent les fiens : par exemple , fur le dégagement des bras , il eft dit qu'il
ne faut point s'occuper de ce dégagement , lorfque l'enfant préfente les pieds , c'eft une erreur
des Anciens reconnue, pour entraîner à fa fuite
plufieurs accidents : il n'eft pas à préfumer que
M. Petit l'eût jamais adoptée. M. Lemoine confeille auffi, quand la matrice eft oblique, de
percer les eaux , d'aller chercher les pieds fi la
tête fe préfente ; précepte meurtrier, diamétra-
lement oppofé aux manœuvres fimples & faciles, que M. Petit s'eft toujours fait un devoir de
prefcrire.

Je n'ai fait choix que de ces deux traits , pour
mettre mes lecteurs en état d'apprécier cet Ouvrage , dont la forme feule feroit capable d'enlever au fond une partie de fon mérite. Vous
diriez en effet que c'eft un effai typographique ,
pour faire concourir dans le même volume deux
Ouvrages, qui n'ont fouvent d'autre relation
que la page qui les contient. Si c'eft un commentaire, comme le texte l'annonce , il eft à
fouhaiter qu'il foit le dernier. Donnons un texte
court, intelligible , méthodique ; la glofe de-
viendra fuperflue : elle fatigue , dégoute , rend

Forme de
l'Ouvrage.

L

tout incertain , & recule à coup sûr les progrès de l'Art , plutôt que de les avancer.

SOLEYRES.

Si Burton n'eut aucune méthode, il n'en fut pas de même de Soleyres, Médecin François : son amour pour ce qu'on appelle ordre, fut excessif ; c'est peut-être le plus grand reproche qu'on puisse lui faire : l'anatomie attira ses premiers regards ; toutes les préparations en ce genre, sorties de ses mains, passoient pour des modeles d'exactitude & de précision : l'Art des Accouchements devint par la suite son occupation favorite, & lui fournit le sujet d'une these, qu'il soutînt à Montpellier : mais son goût & sa capacité pour cet Art se développerent, principalement lorsqu'il vint à Paris pour perfectionner l'éducation du fils d'un célebre Accoucheur de Montpellier.

Quoique déja Médecin , Soleyres se fit une gloire de s'arrêter sous les étendars de M. Petit. Le Disciple fut frappé , sur tout de la clarté & de la méthode de son Maître.

Plan nosologique.

L'esprit prend toujours la teinte des idées régnantes en un climat où s'est formé. Soleyres tenta d'exprimer , dans un ordre nouveau , ce qu'il avoit acquis dans l'art des accouchements.

Il appliqua à cet Art, l'ordre nofologique, que le plus grand des Médecins de Montpellier, Sauvage, avoit employé pour claffer les diverfes maladies qui affligent l'humanité : projet féduifant, s'il avoit pu avoir la même utilité.

Soleyres prêta un peu trop l'oreille aux leçons de M. Pean, chez lequel il s'étoit mis en penfion avec fon Eleve ; en copiant la plus grande partie de fes préceptes, il imita fa prolixité, & multiplia les refforts d'une machine qu'il falloit en même temps, & étendre & fimplifier.

M. Pean étoit un Chirurgien de Paris, qui enfeignoit l'Art des Accouchements ; l'habitude de voir en fon Amphithéatre, l'accouchement naturel & de le démontrer publiquement, lui avoit acquis des connoiffances expérimentales très précieufes. Sa pratique, fon expérience lui ont même donné tant de célébrité, que la Cour de Naples fe l'eft attaché. Il emprunta de Deventer, de Smellie, & fur-tout de M. Petit, ce qu'ils avoient de plus intéreffant, & dans l'Art & dans la Science. Mais foit qu'il ne put s'élever jufqu'aux principes fondamentaux, foit que fon génie ne le porta que vers le détail ; il mit trop de confufion dans fes préceptes ; il ne fongea qu'à les multiplier pour chacun des cas qu'il avoit imaginés ; négligeant même les dimentions du baffin , il multiplia les pofitions tranfverfales prefque à l'infini , prefcrivit des manœuvres pour chaque pofition , & j'ai reconnu d'après la lecture de fes cahiers que m'a communiqués M. fon fils , qu'un grand nombre de fes manœuvres étoient ou barbares ou impoffibles.

Soleyres adopte la multiplicité des pofitions.

Soleyres adopta d'autant plus volontiers cette multiplicité de pofitions , quelle fembloit favorable à ce plan , à cet ordre Nofologique qu'il avoit conçu. Bientôt il diftingua dans les accouchements des claffes , des ordres , des genres , des efpeces , des variétés. Ce premier pas fait , fon unique foin fut de raffembler des pofitions , des manœuvres , fous chacune de ces cathégories ; plus fes cafes fe rempliffoient , plus il s'imaginoit avoir réuni de connoiffances , plus il croyoit avoir épuifé toutes les combinaifons de l'Art.

Rend l'étude de l'Art pénible.

Dans le vrai, cette méthode pour avoir été outrée , ne pouvoit que rendre pénible l'étude des accouchements. Le prifme du génie à la main , Soleyres , n'auroit du s'attacher qu'aux couleurs meres, au lieu qu'en voulant embraffer dans fon plan toutes les nuances, toutes les combinaifons poffibles , il a furchargé l'Art de préceptes presque superflus. Pour entendre seulement ce langage que l'on enseigne malheureusement encore, il faut une étude particuliere, & lorsqu'on l'entend, on est bien éloigné de posséder la moindre notion sur la pratique ; mais la nouveauté à des charmes. Le Médecin de Montpellier, ouvrit un Cours à Paris, où les Disciples accoururent de toutes parts. Voulant s'élever en même-temps à la pratique, il prit la résolution de laisser dormir sa qualité de Médecin, & de se faire inscrire parmi les maîtres en Chirurgie.

Ce fut dans cette circonstance qu'il composa une Thèse sur l'Accouchement naturel, dans laquelle on voit toute sa doctrine assortie au plan nosologique qu'il s'étoit tracé, il y traite légérement ce qu'il y a de plus important, & s'étend longuement sur des objets inutiles. A juger de Soleyres par ce coup d'essai, il y a tout lieu de croire qu'il auroit fait honneur à l'Académie de Chirurgie de Paris. Une mort prématurée le frappa même avant qu'il fut reçu, & priva la France des lumieres qu'il pouvoit répandre sur l'Art, & des secours qu'il auroit pu procurer à l'humanité.

M. Soleyres n'avoit point recueilli ni rédigé

fes idées ; le befoin de la fortune lui fit apprécier l'ambition à fa jufte valeur ; il ne laiffa que
quelques cahiers bien en défordre ; quelques
perfonnes fe les font fort inutilement difputés.
Un de fes Eleves qui voulut rendre publique
fa doctrine, m'engagea de la mettre en état de
foutenir le féjour, & me donna quelques def-
feins au trait. Le travail me plut, & je m'y li-
vrai en quelque forte par enthoufiafme pour la
mémoire de l'Auteur. L'Ouvrage, après avoir
paffé depuis par plufieurs filieres, paroît être
tombé dans les mains de M. Dufot, Médecin à
Soiffons, qui vient d'en publier un Extrait
fort abrégé en forme de Catéchifme.

M. DUFOT. Cet Extrait abftraction faite de l'ordre nofologique qui s'y fait trop fentir, & que j'avois
cru devoir conferver dans une rédaction, contient à-peu-près ce que Soleyres avoit de meilleur ; l'accouchement naturel ni paroît pas fuffifamment développé, l'obliquité de la matrice
eft traitée avec plus de foin, ainfi que les dimentions du baffin.

L'Abréviateur auroit dû moins infifter fur les
prétendus avantages des ferrements ; c'eft un article fur lequel le maître n'a pas eu le temps de fe
réformer. Il eft à defirer que les Eleves fentent

cette imperfection & n'épargnent rien pour l'éviter ; au reste, on ne peut qu'applaudir au zele de M. Dufot, pour la propagation des connoiſſances acquiſes dans l'Art des Accouchements. L'ardeur avec laquelle il ſe livre dans les campagnes à l'inſtruction des Sages-femmes, ne peut manquer de lui attirer l'eſtime du Public & la protection d'un Gouvernement éclairé.

Mais laiſſons un inſtant la France, & portons encore nos regards vers la Hollande ; rendons nos hommages à deux Citoyens généreux, de Viſcher & Van - de - poll. Ces célebres Médecins avoient achetté le ſecret des Rhonhouiſen, à deſſein de pratiquer l'Art des Accouchements. Ravis de leurs ſuccès, ils en furent d'autant plus touchés des malheurs dont l'Art des Accouchements groſſiſſoit chaque jour ſon hiſtoire. Ils crurent que la conſcience, la probité, leur devoir d'hommes & de citoyens leur preſcrivoient de révéler une découverte ſi utile. Ils publierent donc ce qu'ils avoient appris.

On voit, par ce qu'ils rapportent, que le ſecret des Rhonhouiſen giſſoit moins en leur inſtrument que dans une juſte application, laquelle étoit le fruit de leurs connoiſſances ſur le méchaniſme de l'Accouchement. On ne pou-

L iv

voit mieux placer une defcription de cet inftrument, avec la maniere de s'en fervir, qu'à
la fuite des Ouvrages de Smellie, dont les principes viennent appuyer ceux des Rhonhouifen ,
comme ceux des Rhonhouifen confirment les
fiens : l'évidence des uns & des autres eft telle
pour quiconque les médite , que l'autorité devient inutile.

M. CAMPER.

Croiroit - on cependant qu'il foit toujours
queftion de cet inftrument en Hollande ? croi-
roit-on que le célebre **M. Camper**, dans un
Mémoire inféré dans le dernier Volume des
Mémoires de l'Académie de Chirurgîe , nous
rappelle à la barbarie (1) , en cherchant à
prouver que ce fecret n'eft point divulgué , &
en établiffant des principes oppofés à ceux de
Deventer, de Van-de-poll, & fur-tout de Smellie
dont il fait l'éloge, & qu'il a eu pour Maître,
fans doute fans avoir faifi & adopté fa doctrine ? Nous en allons donner la preuve.

Prétend que le fecret de Ronhouifen n'eft pas con-nu.

Quant à la forme de ce Mémoire, on peut affurer qu'il n'y a nul ordre , nul enchaînement
dans les idées , que rien n'eft prouvé ; on n'y

---

(1) Dernier volume de Chirurgie.

trouve point des principes établis & des conséquences bien déduites ; on pouroit au contraire lui reprocher quelques contradictions. Cet
Auteur s'attache plus aux instruments qu'aux
principes. Il adopte le forceps de Smellie, le
préfere à celui de M. Levret ; mais c'est ne
s'arrêter qu'à l'écorce, ce sont les principes de
Smellie qu'il faut plus vanter que son instrument ; c'étoient eux qu'il falloit au moins promulguer en même temps.

Examen de ce Mémoire.

· Vischer & Van - de - poll , dans l'application du levier , n'ont eu d'autre but que
de faire descendre l'occiput. C'est ce principe ,
qu'avoit établi Moschion , qui rendit si heureuse sa pratique, ainsi que celle de Deventer
& de Smellie. Vischer & Van-de-poll propo-
soient, pour parvenir au but qu'ils se prescri-
voient aussi , d'appliquer le levier sur l'occiput.
M. Camper vient ici ordonner le contraire : il
veut qu'on l'applique sur le menton, & qu'on
fasse descendre la face. Nous avons vu quels
malheurs a produit ce principe chez Roederer
& M. Levret. M. Camper allegue en sa faveur
des succès ; mais de ce que cette manœuvre n'a
pas été dangereuse , doit-on en conclure qu'elle
est meilleure que l'autre, qui est fondée sur l'ob-

Principes de Vischer & de Van-de-poll.

Dangers de ceux de M. Camper.

fervation & fur des principes fufceptibles d'une démonftration géométrique ?

Cependant, en examinant le Mémoire de M. Camper, on voit que fes fuccès ne font pas de nature à pouvoir y applaudir. Il avoue que, par fa méthode, on déchire le périnée. Ce ne doit être là que le moindre des accidents de cette mauvaife manœuvre. Eft-il croyable que fi cet inftrument eût eu cet inconvénient, les Accoucheurs qui en poffédoient le fecret euffent ofé le mettre en ufage jufqu'à fix cents fois en une année, comme quelques-uns l'ont fait avec fuccès. On voit dans le même Mémoire un exemple qui ne confirme pas la doctrine nouvelle. Un Accoucheur, à ce que l'on rapporte, a obtenu le plus grand fuccès en appliquant cet inftrument à la maniere des Rhonhouifen.

Quand peut être admis le principe de M. Camper.

M. Camper rapporte un fait qui femble favorifer fa doctrine ; il dit que quelques enfants amenés au monde par les Rhonhouifen, avoient fur le menton la marque de l'inftrument. On ne peut nier les faits, on ne peut fouvent qu'en douter. Dans quelles circonftances çela eft-il arrivé ? Ce n'a pas certainement été dans celles dont parle M. Camper, c'eft-à-dire, lorfque la

(171)

face eft tournée vers la partie poftérieure de la mere, mais bien dans les cas contraires, où la face eft en devant. Comme dans cette circonf- tance la face fe dégage quelquefois par le men- ton, ce feroit le cas alors d'appliquer cet inf- trument fur la mâchoire, pour aider le menton à fe dégager plutôt de deffous la fymphife; mais ce cas exige beaucoup de connoiffances, & cette application ne peut avoir lieu que rarement, même dans cette pofition.

Comme la célébrité méritée dont jouit cet illuftre Anatomifte, & que celle du livre où eft configné ce Mémoire, pourroit donner à la doc- trine qui y eft établie une autorité bien dange- reufe, nous avons cru devoir réclamer contre de tels principes. Les rares talents dont ce Mé- decin célebre a donné des preuves, fa candeur, fon humanité, fon amour pour le développe- ment des Sciences, nous garantiffent que cet examen ne peut l'offenfer.

Ce feroit ici le moment de rendre hommage aux recherches & aux découvertes du célebre Docteur Hunter fur la matrice, & autres objets M. Hunter. relatifs à l'Art des Accouchements; mais comme nous ne tenons que par la voie orale ce que nous connoiffons de fa doctrine falutaire aux meres

& aux enfants, nous croyons devoir attendre qu'il l'ait publiée lui-même.

 Nous remarquerons seulement que l'Angleterre ne peut manquer de faire les plus grands progrès dans un Art que les plus célebres Médecins s'empreſſent d'enſeigner & de pratiquer : que ne doit elle pas ſur-tout attendre de l'établiſſement de ces hôpitaux deſtinés uniquement pour les femmes en couches, où les Médecins ſeuls operent & préſident. Etabliſſements précieux, que tous les Gouvernements prendront certainement en conſidération. L'excellent Ouvrage ſur les Maladies des Femmes, & les Leçons ſur les Accouchements que vient de blier M. Leake, Médecin Anglois, chargé d'un de ces aſyles, ſont des preuves ſenſibles du degré de perfection dont l'Art eſt ſuſceptible, lorſque des Gouvernements le protegent, & que des Médecins habiles s'en occupent.

Il nous reſte à parler de deux Ouvrages publiés en France ſous le nom de deux Sages-Femmes. Le premier eſt par Eliſabeth Nihel : cet Ouvrage paſſe pour être traduit de l'Anglois. Le ſecond eſt de Madame Ducoudrai.

 L'Ouvrage qui a paru ſous le nom d'Eliſabeth Nihel, eſt un gros volume de ſix cents pages, qui ne contient abfolument rien fur l'Art. L'Auteur femble n'avoir eu d'autre but que de fe déchaîner contre les inftruments : projet louable, fans doute ; mais il ne falloit pas fe retrancher dans une profcription générale, & rejeter ceux qui font les plus falutaires, fous prétexte qu'on peut en abufer ; il ne falloit pas fe faire illufion fur fon propre fyftême, jufqu'à critiquer Smellie comme un Accoucheur inftrumentant. Rien de plus aifé que de détruire. Le grand art eft d'édifier, & d'édifier avec fageffe, avec folidité.

Le fecond Ouvrage n'annonce guere l'efpece de réputation que s'eft acquife la Sage-Femme dont il porte le nom. Cette nouvelle prédicante, qui va de Ville en Ville, enfeignant & pratiquant avec fracas l'Art des Accouchements ; cette femme qu'on dit parvenue au point d'obtenir des ordres pour contraindre les Chirurgiens d'affifter à fes Cours, paroît, dans fon Ouvrage, ignorer abfolument le méchanifme de l'Accouchement. Tout en difant qu'elle va dévoiler l'Art, elle ne fait que deffiner les acceffoires, & s'attache au merveilleux. Ses idées ne font fouvent ni heureufes, ni vraies. Elle s'imagine, par exemple, lorfque la tête eft fortie, fi le refte du corps ne la fuit pas, que c'eft la matrice qui refferre le col de l'enfant & retarde l'accouchement : erreur groffiere, qu'une routine aveugle peut feule fuggérer.

On a vu, dans le cours de cette Introduction, que Philumenus a parlé de l'enclavement des épaules fans s'expliquer fur fa nature ; que cet obftacle prétendu a été reffufcité par Mauriceau, & affigné par M. Levret fur le détroit fupérieur. Madame Ducoudrai, pour fe diftinguer, annonce une découverte bien plus merveilleufe ; c'eft que les épaules s'enclavent dans les trous ovalaires.

C'eft affez s'arrêter fur des écarts auffi humilians pour la raifon, qu'affligeants pour l'humanité qui en eft la victime. Cet Ouvrage n'eft pas le feul qui, fur l'Art des Accouchements, renferme des erreurs auffi groffieres ; nous en avons même rapporté des exemples frappants : il eût été facile d'en groffir le nombre ; mais notre but étoit moins de faire le catalogue des

inconféquences de l'efprit humain, que d'offrir un tableau des différentes doctrines qui jufqu'à préfent fe font alternativement fuccédées. C'eft d'après ce but que nous avons paffé fous filence les Ouvrages de plufieurs Auteurs, qui n'ont fait que fuivre les routes déja battues fur la bonne ou la mauvaife doctrine ; cet examen eût entraîné dans des répétitions ennuyeufes : aufli n'entrons-nous dans aucuns détails fur ce qu'ont écrit Trotula, Ruef, Bonaccioli, Saint-Germain, Denys, Pug, Thebefius, Meffieurs de Leurye, Barbeau, & une infinité d'autres, chez lefquels il ne fe trouve rien de plus remarquable que ce qui eft expofé dans cette Introduction. Il eft temps de préfenter à nos Lecteurs le plan que nous nous propofons d'exécuter.

TROISIEME PARTIE.

Plan du Traité d'Accouchements.

A P R È S avoir parcouru la carriere des calamités qui ont affligé la plus belle moitié du genre humain, tâchons enfin d'arriver aux limites du bien. Sans doute on aura remarqué, & ce n'aura pas été fans douleur, que l'Art des Accouchements qui ne doit être que la connoiffance du méchanifme, d'une opération naturelle, & le le moyen fimple de la faciliter, que cet Art, qui dès les premiers temps du monde auroit du arriver à fa perfection, en eft encore éloigné après la révolution d'un grand nombre de fiecles & infpire encore l'épouvante, l'horreur au fexe timide & fenfible, que la néceffité force d'y recourir.

L'Art eft encore imparfait.

Vous avez vu le fer portant par-tout fes ravages, facrifiant inhumainement des enfants auxquels on eut pu conferver l'exiftence ; des enfants qui par leur talents euffent peut-être un jour enrichi leur Patrie ; mais ce qui eft plus déplorable encore, vous avez vu ce même Art qui

devoit

devoit conserver deux êtres à la fois, en devenir le cruel destructeur.

Jusqu'ici la joie de devenir mere, s'est donc
changée en un effroi terrible. Les femmes ont
tremblé de rencontrer la mort dans cet instant
même, où la nature leur promettoit une double
existence. O sexe malheureux ! qui peut assez
admirer votre courage : ce n'est plus pour vous
que vous craignez alors , vous vous oubliez
vous-mêmes. O amour maternel ! inconcevable
autant qu'inexprimable , vous sacrifiez généreusement votre vie pour conserver celle du
fruit de votre tendresse ; mais l'infortuné lui-
même n'a souvent pas survécu à ce sacrifice
étonnant. Hé quoi ! l'Art des Accouchements a
osé froidement ouvrir les entrailles palpitantes
d'une mere , plonger ses mains dans son flanc,
en tirer un enfant expirant. Eh ! que dira l'humanité affligée ? lorsqu'un siecle plus éclairé lui
prouvera que dans la plupart des cas, ou l'on a
fait cette opération barbare , on eut souvent pu,
sans employer le fer, conserver la vie à deux
êtres à la fois, & au moins, dans tous les cas,
à la mere infortunée , digne, par sa tendresse,
d'un sort moins fatal. Voilà où entraîne la cruelle
ignorance ; voilà où entraîne la préférence qu'on

M

Meres & en-
fants sacrifiés

Qu'on eut
put conserver
dans tous les
cas.

donne, fur-tout dans le jeune âge, au plaifir fur l'avantage de s'inftruire.

On fe croit quitte envers la nature & fes égaux, lorfqu'on a fuivi le torrent des opinions, lorfqu'on a imité fervilement ou les ouvrages ou les Maîtres qu'on a choifis, parceque la confiance en l'autorité eft moins pénible que la recherche de la vérité.

L'art d'obferver eft difficile. Un penchant naturel nous porte à vouloir donner des loix à la nature plûtôt que d'en recevoir. L'imagination cherche toujours à réparer le défordre que l'ignorance a caufé. Le goût de la nouveauté nous fait vanter avec enthoufiafme tous les moyens futiles qu'elle vient offrir, & fouvent le defir & l'efpoir y recourrent avec confiance. Malheureux mortels ! jouets du hazard ! c'eft ainfi que vous êtes conduits d'erreurs en erreurs ; & fi un fort heureux couronne, pour votre malheur, un téméraire, fon ignorance, que vous accueillez comme la fcience la plus falutaire, dont elle a emprunté le mafque, vous devient d'autant plus formidable.

Mais s'il eft peu d'êtres en état d'obferver, il en eft bien moins encore qui, par une méthode claire, fachent rendre leurs obfervations utiles,

Caufes du peu de progrès de cet Art.

quelques - uns même s'enveloppent à deffein dans un voile impénétrable ; & lorfque l'huma- nité croit, par des nouvelles découvertes, être bientôt confolée de fes pertes, le vil intérêt, enveloppé du myftere, laiffe toujours régner les anciennes erreurs, & permet froidement à l'igno- rance d'effaroucher l'imagination par des fpec- tacles de fang.

Enfin un grand nombre de caufes ont laiffé long-temps l'Art des Accouchemens attrifter toute la terre. La nature méconnue ou mal dé- veloppée, le regne de la fuperftition & de l'em- pirifme, les inftruments employés fans princi- pes, l'autorité de quelques faits heureux, l'au- torité des livres & des Maîtres, le défaut d'ob- fervation, le peu d'ordre dans les idées, l'obf- curité affectée par l'intérêt perfonnel ; telles font les fources principales de tous nos maux, & particuliérement de ceux qu'a produit l'Art dont nous avons efquiffé l'hiftoire. Réveillons l'efprit accablé d'idées affligeantes, en lui offrant l'image confolante d'un avenir plus heureux.

Après avoir rendu compte à notre fiecle des travaux de nos prédéceffeurs & de nos contem- porains, expofons ce que nous avons fait pour l'avancement de l'Art, développons nos vues,

Mes travaux.

M ij

préfentons le plan que nous nous fommes fait, &
l'ordre que nous avons fuivi pour l'exécuter. Si
chaque Auteur rendoit au Public compte de fes
opinions, du but qu'il fe propofe, du vuide qu'il
cherche à remplir, une telle conduite ne rendroit-
elle pas fon Ouvrage plus intéreffant ? les vérités
ne feroient - elles plus inconteftablement établies ? les erreurs même ne deviendroient-elles
pas utiles ? & la trace de la route qui y auroit
conduit, n'apprendroit-elle pas à les éviter ?

Des occupations fédentaires, un cœur fenfible ayant altéré ma fanté, donnerent à mon
ame une nouvelle activité ; j'avois en vain cherché quelque foulagement à mes maux ; je volai
vers la nature, & je demandai à la Médecine,
fon interprête, la fanté, le premier de tous les
biens. En me livrant à cette étude, je réfolus
de m'occuper principalement des femmes que la
nature a comblées de charmes & accablées d'infirmités. Quelques phénomenes inexplicables de
la mobilité de leurs nerfs, que j'avois eu occa-
fion de remarquer, avoient aiguillonné ma cu-
riofité & dirigé mon goût vers le defir de les
foulager. Je réfolus de commencer par pratiquer
les accouchements pour m'élever ; de-là, à d'autres fpéculations.

Les Médecins en France avoient cru qu'il leur convenoit peu de se livrer à la partie chirurgicale des accouchements : les Chirurgiens s'occupoient beaucoup plus de la partie médicinale que de l'autre, peut-être parceque les fautes y sont moins apparentes & que par conséquent elles révoltent moins le vulgaire. Les livres m'offroient ce que je ne cherchois pas ; je n'y trouvois pas ce que j'y cherchois. Je méditai avec ennui les Auteurs que ma nation vante le plus. La vérité me fatiguoit dans sa poursuite. Chaque traité que j'avois cru un Code des loix de la nature, me parut un dédale mille fois plus funeste que celui que j'avois quitté. Répétition, obscurité, défaut de liaison dans les idées, principes inutiles par leur dispersion ; conséquences opposées, tirées des mêmes principes ; tortures inventées par l'ignorance ; Juges despotes ; ames glacées ; que de fois je regrettai de m'être attristé par d'aussi lugubres objets.

Mais je me reprochai ma lâcheté : les obstacles enflammerent de nouveau mon courage ; le desir de servir l'humanité entiere ranima mes efforts.

Je crus que ceux qui enseignoient l'Art, m'offriroient des idées claires & faciles à saisir : j'é-

coutai les plus célebres. L'un ne s'étendoit pas
affez fur cet objet ; un autre avoit dénaturé ce
qu'il y avoit de mieux par d'ennuyeux & dangereux commentaires ; un autre multiplioit les êtres
fans néceffité , & préfentoit l'art en un ordre inintelligible , capable de faire perdre de vue les
meilleurs principes : il fembloit enfin que le
plus grand ouvrage que l'efprit humain pût
entreprendre & comprendre , c'étoit l'Art des
Accouchements.

Je cherchai de nouveaux fecours dans les
Ouvrages des Médecins étrangers qui s'étoient
livres à la pratique & à l'enfeignement de cet
art. Je m'attachai fur-tout à Deventer & Smellie. Je crus que s'ils avoient été heureux en pratique , c'eft qu'ils avoient été guidés par des
principes. Deventer me parut trop concis lorfqu'il eût du être prolixe , & quelquefois diffus
fur ce qu'il pouvoit négliger. Smellie, mis en
garde par fes malheurs contre les préceptes qu'il
avoit d'abord reçus , s'étoit formé un plan qui
me parut le feul capable de perfectionner l'Art
des Accouchements ; il chercha des dimentions
& des rapports : il fut heureux. Je l'ai choifi
pour modele : fes obfervations m'ont développé fa doctrine, que fes Éleves même les plus

célebres n'ont pas toujours faifie , & que fes Criques n'ont pas mieux entendue.

Il falloit étudier les Anciens : je les ai lus avec fruit. Après avoir acquis quelques connoif-fances , j'ai retrouvé chez eux des préceptes ex-cellents mis en oubli, d'autres mal développés, lefquels ont introduit des abus.

Comme l'abeille , j'ai tenté de tirer du miel des plantes même les plus veneneufes. En étu-diant, la plume à la main , je n'ai pas eu à re-procher à ma mémoire la perte de quelque vérité intéreffante. Par l'ordre que je me fuis fait , mes matieres fe font naturellement trouvées diftribuées. La partie opérante s'eft trouvée fé-parée de la partie fpeculative : j'ai vu d'un coup-d'œil toute la généalogie d'une opinion , fon adoption , fa chûte & fon renouvellement. Ce qui étoit diffus , s'eft par-là trouvé éclairci ; & ce qui étoit vrai a pris un nouveau degré d'évi-dence. Les défauts des Auteurs me font devenus plus fenfibles : j'ai vu les uns ne s'occuper que des accidents, d'autres ne s'occuper que de l'en-fant , d'autres ne fonger qu'à la mere ; enfin prefqu'aucun Auteur n'avoit tenté de former un enfemble , un fyftême complet. Les meilleurs principes même n'ont pas toujours été utiles à ceux qui les ont poffédés , & cela par défaut de liaifon. L'art dépend de l'enchaînement des vérités ; leur ordre , leur accord feul eft utile & complette un fyftême : une feule négligée , l'art eft barbare.

Après avoir ramaffé un grand nombre de vérités démontrées , j'ai tâché de les mettre dans un ordre naturel : j'ai réduit mes connoiffances à des principes dont mon Ouvrage fera l'explication & la preuve. Je me fuis formé une marche conforme à la nature de l'objet que je traitois , & à la maniere dont les connoiffances peuvent fe développer dans l'efprit des Éleves , double objet également important , & que jufqu'ici peut-être les Maîtres ont trop négligé.

Conduit dans le chemin de la verité par les uns , garanti de l'erreur par les fautes des autres , rempli d'un faint enthoufiafme à la vue du bien que j'ai cru pouvoir faire , j'ai ofé promulguer des principes , fruits de mes études & de mon expérience.

L'Art des Accouchements eft un art tout de pratique ; c'eft ce qui m'a déterminé à imiter Smellie , autant pour l'utilité publique que pour mon inftruction propre , en faifant exercer fous mes yeux les accouchements aux Éleves, Les

étudiants qui fuivent mes cours , fourniffent aux
befoins d'un affez grand nombre de malheureufes femmes groffes dont ils refpectent la mifere
qui fert à les inftruire : elles fe rendent chaque
femaine dans le lieu où elles doivent accoucher.
Là je leur fais diftribuer de quoi fuffire à leur
néceffaire : & donner les médicaments qui
conviennent à leur état. Je les fais toucher par
quelques Éleves auxquels j'apprends , non feulement à s'affurer des divers développements de
la matrice pendant la groffeffe , mais ce qui m'a
paru le plus effentiel , à acquerir la connoiffance
des dimentions abfolues du baffin de chaque in-
dividu , connoiffance importante , & fans laquelle un Accoucheur ne peut jamais avec raifon
être tranquille fur l'iffue de cette opération , fur-
tout quand elle femble devenir laborieufe.

Lorfque les femmes reffentent les premieres
douleurs de l'enfantement , elles fe rendent
dans le même lieu. Là je leur fais donner tous
les fecours que , dans ce cas , on peut offrir à
l'humanité fouffrante. Les Éleves fuivent alors
la marche de la nature ; c'eft alors que mes leçons font vivantes : ce n'eft pas moi, c'eft la
nature elle-même qui les donne , & c'eft l'ex-

périence qui confirme mes démonſtrations. Eſt-il de phantôme , quel que ſoit l'art qui l'ait formé , dans lequel l'on puiſſe indiquer auſſi parfaitement le méchaniſme de cette opération. Les Éleves s'exercent pendant la durée du travail à reconnoître la poſition de l'enfant, la direction des forces de la matrice ; & d'après cet examen & celui des dimentions du baſſin , à pronoſtiquer la ſomme des ſouffrances que pourra éprouver la femme pour devenir mere , & à trouver les moyens de ſeconder la nature pour diminuer la douleur que cauſent ſes efforts, & en abréger la durée.

Je fais diſtribuer à la femme, après ſon accouchement, une ſomme ſuffiſante pour paſſer le temps de ſes couches ; & quelques-uns des Éleves la viſitent réguliément pendant les premiers jours.

Quelques accidents, quelque faute dans le regime , quelque épidémie régnante , viennent ils compliquer les couches , je me tranſporte avec pluſieurs Éleves chez la femme ; je lui fais donner les remedes néceſſaires. Je mets alors en pratique ce que j'ai enſeigné ſur les maladies à la ſuite des couches ; & par la méthode que je

me fuis faite , j'ai eu jufqu'ici la douce fatif-
faction de conferver à la vie des femmes qui
fembloient dévouées à la mort.

Quelque temps après leurs couches, je les fais
revenir plufieurs fois pour que les Éleves s'affurent par le toucher du rétabliffement de la
matrice, objet important qui n'avoit point encore été mis en ufage. Par - là , je m'affure de
l'état de cet organe , & je préviens ou remédie
à des engorgements qui , plus fouvent qu'on ne
penfe , produifent non feulement des fleurs-
blanches , mais encore une infinité de maladies
chroniques.

Il femble que la reconnoiffance attache ces
infortunées au lieu où elles ont reçu des bien-
faits : lorfqu'elles ont quelques indifpofitions,
elles y viennent confulter.

Depuis long-temps je médite d'écrire , mais
je ne contois publier mes travaux que dans
quelques années. A la follicitation de mes Éleves , j'en mets quelques-uns au jour : je fatisfais
d'autant plus volontiers à une partie de leur
empreffement, que je pourrai mieux me livrer
tout entier à la partie médicinale , que je me
propofe de publier un jour.

J'ai réduit l'Art d'accoucher proprement dit

à un problême compofé de quatre propofitions.
Il faut,

1°. Déterminer la ftructure & le méchanifme
de l'organe qui renferme l'enfant.

2°. Déterminer les dimenfions du baffin ,
celles de l'enfant, & le rapport de ces dimenfions entre elles.

3°. Déterminer enfuite quelle doit être la
pofition de la matrice relativement à la pofition de l'enfant, ou la pofition de l'enfant relativement à celle de la matrice.

4°. L'action de la matrice, les dimenfions du
baffin & de l'enfant, les directions des forces
bien connues, il faut déterminer quels font les
divers mouvements que doit exécuter l'enfant,
felon fes diverfes fituations fur le baffin , pour
en franchir la cavité.

Je procede, dans mes Leçons, de maniere à
arriver, par degrés, à la folution de ce problême,
pour paffer enfuite à d'autres connoiffances de
l'Art proprement dit des Accouchements.

Divifion. C'eft la rédaction de mes Leçons que je publie. Je divife mon Ouvrage en quatre Parties, & je vais fommairement préfenter le plan
de chacune.

PREMIERE PARTIE.

Comme il est impossible de raisonner sur l'action d'une machine compliquée, mise en mouvement par une puissance inconnue, si l'on n'examine ses ressorts & ses effets; de même, il est impossible d'avoir des connoissances certaines & utiles, de ce qui se passe dans l'économie animale, sans la connoissance de l'Anatomie, & sans l'observation. Il faut donc commencer, sur-tout dans l'Art des Accouchements, par connoître parfaitement toutes les parties qui y concourent, ou qui l'operent principalement. J'ai cru devoir commencer par une description exacte, & même scrupuleuse, de la structure de l'organe qui sert au développement du fœtus, structure qui nous a été mieux manifestée d'après l'ouverture de plusieurs cadavres de femmes mortes pendant la grossesse ou l'accouchement, ou plusieurs jours après cette opération.

D'après des faits anatomiques, nous avons hasardé de nouvelles explications de différentes fonctions de cet organe, & de beaucoup de phénomenes qui ne nous ont point paru avoir encore été expliqués.

Nous ne traitons du bassin qu'après avoir décrit

la matrice , pour ne point interrompre une chaîne d'idées fur les dimenfions.

M. Camper a concouru à perfectionner la Lithotomie,en donnant fur le baffin un Traité qui doit rendre cette opération beaucoup plus certaine. Il ne faut pas moins en faire, fans doute, relativement à l'Art des Accouchements ; mais pour ne pas adapter à un Ouvrage le plan d'un autre, ce qui, par une mauvaife application, pourroit devenir dangereux , on ne fauroit trop prendre foin d'établir la maniere avec laquelle il faut confidérer cette cavité offeufe dans l'une & l'autre opération. C'eft à l'axe du baffin que le Lithotomifte doit s'attacher ; c'eft à fes dimenfions que doit avoir égard un Accoucheur : fi ce dernier détermine donc dans un baffin une parabole & trois axes , on aura raifon de lui reprocher qu'il fait abus des connoiffances du Lithotomifte , qu'il fait un mauvais ufage de la Géométrie qu'il eût pu mieux employer en ne s'attachant qu'aux dimenfions.

Toutes les mefures du baffin bien connues , il n'eft pas moins effentiel de s'affurer de celles de l'enfant : à cet égard nous ne nous en fommes pas tenus à celles qui ont été affignées par les Auteurs ; nous les avons encore recherché

nous-même pour les affigner plus fcrupuleufement.

Nous avons indiqué la pofition la plus ordinaire de l'enfant dans la matrice, & nous avons
donné des raifons de cette même pofition.

Nous tâcherons de déterminer, par l'Anatomie, l'obfervation & le raifonnement, ce
qu'on doit penfer de la pofition de la matrice,
& de fon obliquité, objets de difputes éter-
nelles.

La nature eft fujette à des écarts ; elle peut
être troublée dans fa marche. Nous verrons l'ordre & le défordre qui peuvent arriver au baffin
dans le temps de l'offification ; mais cette connoiffance feroit ftérile, fi l'Art ne nous fourniffoit des moyens de découvrir fur le fujet vivant les vices & les dimenfions de cette cavité :
c'eft ce que nous indiquerons à l'article du Toucher. Telle eft la tâche que nous remplirons
dans la premiere Partie de notre Ouvrage.

SECONDE PARTIE.

Les principes fondamentaux, établis dans la
premiere Partie, nous conduirons dans la feconde, au développement du méchanifme de

l'accouchement ; & ce méchanifme, bien développé, menera à donner à la nature des fecours
conformes à fes befoins, lorfqu'elle pourra ou
lorfqu'elle exigera, d'être aidée.

Nous ne ferons précéder cette Partie d'aucune
des divifions ordinaires d'accouchements naturels, difficiles & laborieux. Ces divifions n'ont
point fervi à éclaircir l'Art, & à le fimplifier.

Comme ce font des accidents qui compliquent
les accouchements, il en fera queftion dans
une autrepartie de l'Ouvrage, pour ne pas interrompre la chaîne des idées géométriques fur
le méchanifme de cette opération.

Hippocrate réduifoit toutes les pofitions de
l'enfant fur le baffin, à trois principales ; la tête,
les pieds ou le corps en travers. Nous revenons
à cette divifion fimple ; nous examinons les pofitions d'abord de l'une & l'autre extrémité,
& enfuite les pofitions tranfverfales.

On doit confidérer le fommet de la tête de
l'enfant en fix pofitions différentes fur le baffin,
felon lefquelles la nature termine ou peut terminer l'accouchement : trois font antérieures ;
trois font poftérieures ; c'eft-à-dire, qu'un point
donné de la tête, (& l'on choifit l'occiput, parcequ'il doit fe dégager communément le premier)

mier) peut occuper, ou un des trois points an-
térieurs, ou un des trois postérieurs : les unes
& les autres de ces positions naturelles seront
décrites dans un ordre tel qu'il sera procédé
du simple au composé ; c'est-à-dire, des plus
faciles à terminer à la nature aux plus difficiles :
les positions antérieures seront comparées aux
positions postérieures ; de cette comparaison la
pratique de l'Art des Accouchements pourra retirer le plus grand avantage.

Après avoir considéré l'extrémité supérieure,
nous passerons à l'accouchement par les pieds ;
les positions antérieures & postérieures, seront
développées dans le même ordre : comme dans
ces accouchements, la nature se suffit rarement
à elle-même ; la maniere de la seconder dans
ces cas sera indiquée. On ne perdra point de vue
la tête, parceque c'est à elle que, dans ces sortes
d'accouchements, il faut toujours porter ses
vues.

Après avoir ainsi établi le méchanisme de la
nature, dans les diverses positions où elle seule
termine, ou peut terminer les accouchements,
on verra comment, lorsqu'elle ne fait plus
d'efforts, ou que d'autres circonstances l'exigent,
il faut employer les différents secours de l'Art

N

fur tout comment on doit fe fervir des inftruments.

Le méchanifme de l'accouchement , par l'une
ou l'autre extrémité , bien développé , les moyens
qu'on doit employer pour imiter ce méchanifme
étant bien connus ; lorfqu'il arrivera quelque
obftacle, quelque dérangement, il fera plus facile
de s'en appercevoir ; le moyen d'y remédier fe
préfentera naturellement , & l'on fera plus aifément rentrer la nature dans fon ordre commun ; & fi après avoir été rétablie dans la route
ordinaire , elle ne fe fuffit pas, on terminera alors
en imitant fa marche accoutumée.

D'après les connoiffances que nous fuppofons
qu'on a dû acquérir dans la premiere partie , on
reconnoîtra facilement dans la feconde quels
font les individus chez lefquels quelques-unes
des pofitions naturelles ne pourront fe terminer ; alors un accouchement naturel fera réduit
à un autre plus naturel encore.

Les Anciens & même les Modernes , s'é-
toient plus occupés des pofitions tranfverfales de
l'enfant, que des différentes pofitions que peut
prendre la tête fur le baffin. Ne falloit-il pas fe
comporter d'une maniere toute contraire , en
s'occupant beaucoup plus de la tête que du refte

du corps , fans toutefois négliger ce dernier ?
N'étoit ce pas le moyen de fimplifier l'Art en le développant ? Ne falloit il pas auffi établir des principes fur les pofitions tranfverfales , comme il y
en a d'établies , relativement aux pofitions de la
tête ? Ces principes développés , les manœuvres
multipliées qui occupoient tant les Accoucheurs,
qui fembloient fi difficiles , & dont ils faifoient
prefque un myftere , ne feront - t - elles pas ré-
duites à un petit nombre de principes très fimples & très faciles à faifir ?

Comme dans les pofitions tranfverfales , le
bras forti à l'orifice offre fouvent de grandes difficultés , nous nous arrêterons particuliérement
à ce cas malheureux.

Un grand nombre d'inftruments feront bannis
de ce Traité : la multiplicité de ceux que la
Chirurgie a inventés pour terminer les accouchements , montre affez combien cet Art eft
barbare , & quel eft le penchant de l'homme
pour les moyens deftructeurs. Les ignorants , les
fourbes & les favants ont employé les inftruments, mais par des motifs différents. L'ignorant,
en fe fervant du fer , croit alors conduire & diriger la nature ; le fourbe , lorfqu'il en fait ufage,
porte par-tout la terreur & l'admiration ; il

adopte & chérit cette barbarie : ne pourroit-on pas même reprocher à quelques Atcoucheurs de s'être plutôt occupés des cas où l'on pouvoit les employer fans danger , que d'avoir cherché les moyens de s'en paffer ? Tout ce qui eft formidable & compliqué en impofe aux humains.

Ce feroit cependant retomber dans une autre extrémité préjudiciable à l'Art , que de vouloir totalement bannir les inftruments , & c'a été à tort le fyftême de quelques Accoucheurs. L'igncrance qui admire les inftruments déclame vivement contr'eux lorfqu'elle n'en fait pas faire ufage. Il eft auffi fage de les employer le plus rarement poffible, qu'il feroit fol de les bannir dans tous les cas. Il ne faut pas toujours compter fur la nature ; celui qui la connoît bien, n'attend jamais en vain une terminaifon qu'elle ne peut opérer : attendre trop de la nature dans certains cas , ce feroit une inhumanité barbare qui facrifieroit à une mort certaine une mere & fon enfant. Si ces moyens, qui font toujours confervateurs aux mains d'un homme inftruit, épouvantent les femmes, c'eft qu'ils font deftructeurs dans les mains qui n'ont que de la force & point de principes. Par les inftruments bien dirigés, la mere est toujours conservée à la vie, & délivrée en un instant des plus horribles souffrances. Les douleurs alors ne sont pas même aussi vives qu'on imagine ; elles sont bien au dessous de celles qu'éprouve une femme dans un travail inutile.

Il faut peu d'instruments à un Chirurgien habile, de même qu'il faut peu de remedes à un Médecin savant. Un instrument même défectueux suffit à une main dirigée par des principes ; les principes suppléent à tous les instruments : aucun instrument ne peut tenir lieu de principes.

Toutes ces raisons m'ont éloigné d'imaginer ou de corriger aucun instrument. Je me suis même jusqu'ici conformé au goût de ma nation, en adoptant le forceps corrigé par M. Levret ; & je finis enfin par donner la préférence à celui de Smellie, pour un grand nombre de raisons dont j'ai déja énoncé quelques-unes dans cette Introduction. Ce n'est pas que ni l'un ni l'autre instrument ne pussent être employés assez indifféremment par des mains habiles ; mais l'instrument qui, remplissant toutes les indications, a le moins d'inconvénients, doit être préféré ; & il n'est aucune des indications que remplit

N iij

l'inftrument de M. Levret, qui ne puiffe être remplie par celui de Smellie, qui d'ailleurs, eft beaucoup plus facile à manier, caufe moins d'épouvante & moins d'accidents fâcheux.

TROISIEME PARTIE.

Pour ne pas rompre la chaîne des idées géométriques qui fervent à développer le méchanifme de l'Accouchement, cette troifieme Partie fera confacrée au développement de vérités intéreffantes, qui peuvent & doivent même être féparées de celles qui conftituent la premiere & la feconde Partie. C'eft ici que feront développés les accidents & les caufes qui compliquent les accouchements & les rendent ou périlleux pour la mere ou pour l'enfant, ou difficiles, & fouvent même impoffibles fans les fecours de l'Art. Cet article intéreffant complettera la connoiffance des obftacles de tout genre qui s'oppofent à la marche de la nature, & apprendra les moyens de les furmonter. On pourra, fous fes aufpices, dans les circonftances les plus critiques, épargner au moins la vie de la mere, s'il n'eft pas poffible de la conferver à l'enfant.

Ayant pour but, en développant l'art, de fa-

ciliter les moyens de le bien faifir, nous ré-
duirons à trois chefs la multitude d'accidents &
de caufes qui font obftacle à l'accouchement ;
obftacles de la part de la mere, obftacles de la
part du placenta, obftacles de la part de l'enfant.

L'état de la femme au moment de l'accouchement, le méchanifme par lequel la matrice
opere la fortie du fœtus, ce qui fe paffe alors
dans l'économie animale de l'être propagateur &
de l'être propagé, fixera nos premiers regards :
par ce moyen il fera facile de s'affurer des divers
préparatifs qui conviennent à l'accouchement,
fuivant les différentes circonftances. Le choix &
l'application de ces préparatifs ne feront en quelque forte que les conféquences des principes
qui auront été déduits.

L'état naturel bien connu, on s'appercevra
mieux des défordres qui pourront furvenir ; on
faifira plus aifément & ce qui manque à la nature pour achever fon ouvrage, ou ce qui arrête les efforts qu'elle fait pour le terminer : c'eft
ainfi qu'en fuivant une marche fimple & méthodique, nous pafferons de la connoiffance
d'un bon travail & des moyens par lefquels il
s'opere, à l'examen d'un travail faux & aux

N iv

moyens de le calmer ou de le rappeller à un travail ordinaire , moins pénible & moins dangereux.

Ayant ainsi jeté un grand jour sur ce qui concerne les préparatifs à l'Accouchement par l'exposition des contractions trop foibles, ou trop fortes, ou irrégulieres de la matrice, nous ferons l'examen le plus réfléchi du spasme de cet organe ; autre objet important pour les préparatifs , & qui n'a été que trop négligé , au grand préjudice des meres & des enfants. Les causes & les effets de cet accident seront assignés de maniere à ne plus s'y méprendre ; nous dirons comment & pourquoi, dans ces circonstances , l'Accoucheur doit porter presque tous ses soins vers la mere. Toutes les ressources que peut fournir la Médecine pour combattre & surmonter ces obstacles, seront indiquées. Nous tâcherons enfin , sur cet objet, de faire revivre quelques préceptes salutaires des Anciens, dont les Modernes ne se font malheureusement que trop écartés depuis l'invention du forceps , tant il est vrai qu'une découverte , même utile, produit presque toujours quelque mal.

Avant de quitter la matrice, nous traiterons de sa déchirure. Cet accident est plus fréquent qu'on ne l'imagine ; & toutes les femmes qui l'ont fubi en ont été les triftes victimes. Nous nous appliquerons à faire connoître les circonf-tances où cette déchirure a lieu, & les moyens de l'éviter.

Les convulfions qui arrivent à la mere, leurs diverfes caufes, les divers fecours qu'elles exi-gent, les moyens mêmes de les prévenir, lorf-qu'on s'apperçoit qu'elles veulent fe manifefter, feront expofées dans cette troifieme Partie.

L'examen des divers obftacles qu'oppofent les parties molles, telles que les hernies, tumeurs du vagin, callofités, &c. fera encore ici dé-taillé.

Paffant à l'examen des accidents que produit le placenta, nous traiterons de fon décollement, de fa fituation fur l'orifice. Les hémorrhagies qui précedent l'accouchement, fourniront des objets intéreffants.

Enfuite étant arrivés aux obftacles du fœtus, nous confidérerons différentes circonftances : les jumeaux, les monftres, les têtes trop volumi-neufes, relativement au baffin. Nous tâcherons d'offrir un tableau exact des fignes qu annoncent que l'enfant eft mort, afin qu'on puiffe employer des inftruments contondants, lorfqu'il n'y a pas d'autre moyen de sauver la mere. Nous traiterons de la tête restée dans la matrice, & l'on reconnoîtra que si ce cas a tant tourmenté les Accoucheurs, c'est qu'ils se sont créés des difficultés plutôt que de les combattre.

L'opération césarienne achevera, dans cette Partie, de fixer nos regards ; mais ils n'en seront pas moins attentifs. Il n'est que trop vrai, sans parler des funestes effets qui en ont résulté, qu'on a souvent pratiqué cette opération dans des circonstances où, par d'autres moyens, on eût pu sauver & la mere & l'enfant. Cette triste réflexion n'a fait qu'exiter notre zele & redoubler nos efforts.

Rendre l'opération césarienne plus rare, moins meurtriere, déterminer les cas où elle est indiquée, les réduire au plus petit nombre possible, substituer des manœuvres moins dangereuses, tenter enfin de bannir entiérement cette ressource si effrayante, & presque toujours mortelle ; voilà ce que nous nous sommes proposés.

QUATRIEME PARTIE.

La délivrance sera l'objet de la quatrieme Partie. Cet objet important n'a point encore été

traité dans toute son étendue ; il paroît même
avoir été négligé par le plus grand nombre des
Médecins & Chirurgiens qui ont écrit sur les
Accouchements. Les Anatomistes eux-mêmes,
malgré leurs recherches, n'ont rien donné d'absolument satisfaisant sur le placenta. Ce viscere
mérite cependant toute l'attention des Praticiens. Nous examinerons sa structure, ses diverses insertions dans différentes régions de la
matrice : nous considererons comment ce corps
intermédiaire sert de canal de communication
& à la mere & à l'enfant, comment & par quel
méchanisme il sert de médiateur à la circulation
de ces deux êtres ; quels obstacles peuvent dé-
ranger ou changer la circulation dans cet organe ; quels sont les effets qui en résultent ; les
moyens d'y remédier. De la conoissance de ces
divers objets, on verra sortir comme d'une tige
fertile une multitude de moyens salutaires. En
considérant le placenta dans les différents temps
de la grossesse, nous aurons à discourir sur les
môles, faux germes, sur l'avortement dans les
différents temps de la gestation, & les moyens
de l'empêcher, ou d'y remédier lorsqu'il a lieu.

D'après ces connoissances, non seulement il
sera plus facile de conserver la vie des enfants

dans les différentes époques de la grossesse, mais encore elles fourniront des moyens faciles de les conserver, ou de les rappeller à la vie, lorsqu'ils voient le jour, & même encore de leur épargner une foule d'infirmités qui viennent les affaillir après leur naissance.

Nous descendrons avec d'autant plus de plaisir dans ces détails, que ce ne sont point sur de simples conjectures, mais sur des faits qu'ils sont établis, & que nous en avons fait un grand nombre de fois l'heureuse expérience.

En considérant le placenta au moment de l'accouchement, nous traiterons tout ce qui concerne la délivrance avec plus d'étendue qu'on ne l'a fait jusqu'ici.

Nous parlerons ensuite des hémorrhagies qui surviennent après l'accouchement ; des soins qu'exige la femme qui vient d'accoucher ; des observations intéressantes sur les ligatures & sur leur danger termineront cette quatrieme Partie, & mettront fin à l'Ouvrage.

Ce n'est ni l'ambition, ni l'amour de la gloire qui nous ont déterminé à parcourir cette carriere étendue ; un motif plus flatteur pour une ame sensible, le desir d'être utile à l'humanité, nous a inspiré cette idée, & nous a donné des forces pour la réalifer. L'Art des Accouchements eft certainement un des plus intéreffants ; mais par une fatalité qui femble attachée aux objets les plus precieux, cet Art, ainfi que nous l'avons dit, eft refté dans un état de défordre, de barbarie, de confufion, qui ne lui a pas permis d'être auffi utile qu'il doit l'être. Les vrais principes, épars çà & là dans les Ouvrages de ceux qui ont écrit fur cette matiere, préfentés fouvent fans ordre, fans clarté, enveloppés prefque toujours dans une foule d'autres objets abfolument étrangers, font en quelque forte demeurés enfevelis avec leurs Auteurs : la pareffe d'une part, l'ignorance de l'autre, ont achevé ou de les faire oublier, ou de les rendre plus dangereux qu'utiles ; & un Art qui devroit être le confolateur d'un fexe précieux, à tous égards, en eft devenu le tyran ou le bourreau.

Quelques Modernes ont déja tâché de débrouiller ce chaos. Animés du même defir, nous avons cru que pour réuffir il falloit commencer par renfermer l'Art dans les juftes bornes que la nature & la raifon lui ont affignées ; c'eft-à-dire, ne s'occuper dans ce Traité que de la partie chirurgicale, que de ce qui concerne l'Accouchement proprement dit , confidéré fous tous fes rapports.

Ce premier pas fait , le fecond confiftoit à raffembler toutes les vérités , toutes les méthodes , toutes les manœuvres , toutes les découvertes , à commencer par Hippocrate jufqu'à nos jours ; prendre enfuite la main de l'expérience pour s'affurer de leur véritable valeur , de leur degré de folidité ; les réduire à des principes généraux , les claffer , les enchaîner les uns & les autres ; dévoiler par ce moyen , manifefter le véritable Art, &, fi l'on peut le dire , tout le fyftême de l'Accouchement.

Nous ofons nous flatter que ce fyftême , tel que nous le préfentons , paroîtra fi clair , fi naturel , qu'on aura peine à croire qu'il en ait exifté un autre. La vérité réduite à fon dernier degré d'évidence , femble avoir peu coûté à acquérir. Sans attacher grand prix à nos travaux , par l'expofé que nous venons de faire , on peut apprécier leurs difficultés , leur étendue.

Pour ne rien laiffer à defirer , nous avons cru qu'il ne fuffifoit pas d'établir des principes , qu'il falloit les affermir en détruifant des erreurs accréditées , qui bientôt auroient elles-mêmes tout

détruit : laiffer l'ivraie au milieu du bon grain ,
c'eft rifquer de tout perdre. Au refte, eft ce donc
déprimer les travaux des autres que de les examiner avec impartialité ? Nos travaux ne font-
ils pas eux-mêmes foumis aux critiques , aux
cenfures ? Telle eft la loi commune de quiconque
publie fes idées : une difcuffion fage eft fouvent
la voie par où fe manifefte la vérité.

Il refte cependant encore un objet fur lequel
nous avons cru devoir faire quelques réflexions ;
c'eft l'inftruction publique. Vainement un Savant fait part à fes femblables du réfultat de fes
travaux & de fes veilles ; vainement il s'efforce
de pouvoir inculquer à fes Eleves la plus faine
des doctrines : le fon qui frappe les oreilles ne
peut inftruire autant que l'objet qu'on touche
des yeux. Cette vérité ne reçoit peut-être point
d'application plus vraie que quand on confidere
l'Art des Accouchements. Dans cet Art , tout eft
de pratique , & toutefois il n'exifte en France
aucun Etabliffement public où les Eleves puiffent fe former fur cet objet : tous font réduits
à une fimple théorie ; & dans cette fuperbe
Ville , où tous les Arts femblent réunis & dé-
voilés , celui de conferver les femmes , de con-

courir à la reproduction des êtres , peut à peine
être appris.

Un temps a été qu'on regardoit comme un
crime la diffection d'un corps inanimé ; l'Anatomifte curieux étoit obligé d'apprendre en ca-
chette le grand art de guérir fes contemporains.
On publie par-tout que ces fiecles d'ignorance
font paffés , & cependant, dans le nôtre , il n'eft
pas permis aux Eleves en Chirurgie , aux Etu-
diants en Médecine d'affifter à un Accouchement. Un des objets pour lequel il feroit peut-
être le plus à defirer que les Hôpitaux fuffent
ouverts aux gens de l Art , eft le feul pour lequel il ne leur eft pas poffible d'y pénétrer. Qu'ar-
rive-t-il ? un Eleve , après avoir fuivi plufieurs
Cours publics , après même avoir opéré ou vu
opérer fur des phantômes , s'en retourne dans fa
Province la tête remplie de principes dont ni
fon œil ni fa main , ne peuvent faire l'application. Lorfqu'il faut opérer fur un être fenfible ,
fur un être vivant , honteux de lui - même ou ,
trop prévenu en fa faveur , il n'ofe agir , ou agit
mal-à-propos : une foule de victimes font immolées à fon inexpérience , à fon vain favoir.

Si quelque chofe peut confoler , c'eft fans
doute

doute de voir les foins que prend le Gouvernement pour la population. Des Ouvrages ont été
ordonnés pour la confervation des enfants : il
eft à préfumer, puifqu'on eft fur la bonne voie,
qu'on ne reftera pas au milieu de la carriere. Le
jour approche qu'on s'occupera de la naiffance
des enfants, & des meres qui leur donnent le
jour. L'art de conferver les plantes eft fans doute
précieux ; celui qui confifte à les faire germer,
à les faire éclore, ne lui eft pas certainement
inférieur.

On a élevé, à grands frais, une Ecole pour
la confervation des quadrupedes. Je fais que ces
animaux font de la plus grande importance ; mais
l'homme n'eft-il pas auffi néceffaire à l'homme ?
Les femmes font de moitié dans la Société ; ne
fera-t-on rien pour elles ? L'art de remédier aux
infirmités dont elles font environnées, femble
cependant folliciter en leur faveur. Cet art ne
fera que de bien foibles progrès, tant qu'il n'y
aura pas des lieux où des Profeffeurs habiles
puiffent en quelque forte faire des Leçons vivantes ; des lieux où ils pourront joindre à la
théorie la plus fage la pratique la plus affurée,
où les Eleves trouveront à la fois de quoi exer-

cer leur efprit & leurs mains, & recevoir, en un mot, la fcience pour tous les fens.

Le plus petit Etabliffement fur cet objet ne pourroit manquer de produire des biens infinis. Qu'on s'imagine, par exemple, qu'il exifte à Paris une Crêche ou un Hofpice compofé de dix lits, les uns occupés par des femmes qui reffentent les douleurs de l'accouchement, les autres par celles qui font affligées de quelque maladie particuliere à leur fexe ; qu'on fe figure un Profeffeur à la tête de cet Hofpice, donnant tous les jours, lorfque les circonftances le permettent, des Leçons-pratiques fur l'Accouchement & les Maladies des Femmes ; qu'on fuppofe même qu'il eft permis à ce Profeffeur d'attirer dans fon Hofpice les femmes qui préfentent dans les autres Hôpitaux les phénomenes, les accidents les plus extraordinaires, les plus compliqués ; qu'on fe figure, enfin, des Eleves animés par le defir d'apprendre, & l'on concevra aifément tous les avantages qui peuvent réfulter d'un pareil Etabliffement, foit pour les Eleves, foit pour l'Art, foit pour les Femmes, & la population en général.

C'eft ce qu'ont déja fenti quelques Nations,

& leurs tentatives en ce genre ont eu les plus grands succès. Depuis qu'à Berlin le Gouvernement a fait des réglements relatifs à l'Art des Accouchements, depuis qu'il a ouvert des moyens faciles pour puiser l'instruction publique, on a senti que le nombre des victimes de l'ignorance & de l'impéritie étoit considérablement diminué. Depuis qu'en Angleterre les Médecins se sont livrés à la pratique des Accouchements, & que les femmes, soit pour l'accouchement, soit pour ses suites, ont été confiées à leurs soins, on s'est apperçu dans cette Contrée d'un changement qui fait honneur à cette nation laborieuse & philosophe. Les accidents des meres & des enfants sont devenus moins fréquents. Les maladies des femmes mieux connues, plus sûrement traitées, & les Eleves, apprivoisés avec la Nature, se sont accoutumés à ne la point perdre de vue, même dans les moments où elle se livre aux plus grands écarts.

Cette révolution est trop avantageuse pour qu'elle ne devienne pas générale. Puisse la tête qui médite s'unir toujours à la main qui opere! puisse la main n'opérer jamais sans des principes qui la dirigent! Bannissons cet appareil effrayant d'instruments, dont une pratique instruite peut

fe paffer ; ou fi la néceffité nous oblige à en conferver quelques-uns , que ce foit pour défendre,
pour protéger la Nature , & non pour la tour-
menter. Femmes éplorées , ne craignez plus
l'inftant qui établit votre maternité ; l'Art des
Accouchements peut être perfectionné au point
d'affurer toujours vos jours , & le plus fouvent
ceux de vos enfants. J'aime à croire que ce moment n'eft pas éloigné , & cette penfée n'eft
plus douce que la gloire ; elle fait le charme
d'une vie que j'ai confacrée toute entiere au
foulagement des infirmités dont votre fexe n'eft
que trop fouvent la victime.

F I N.

APPROBATION.

J'ai lu, par ordre de Monseigneur le Garde des Sceaux, un manuscrit qui a pour titre, *l'Art des Accouchemens*, &c. par M. Alphonse Leroy, Docteur-Régent de la Faculté de Médecine de Paris, & je n'y ai rien trouvé qui puisse en empêcher l'impression. A Paris, ce premier Avril 1775.

POISSONNIER.

PRIVILEGE DU ROI.

LOUIS, par la grace de Dieu, Roi de France & de Navarre : A nos amés & féaux Conseillers les Gens tenans nos Cours de Parlement, Maîtres des Requêtes ordinaires de notre Hôtel, Grand-Conseil, Prévôt de Paris, Baillifs, Sénéchaux, leurs Lieutenans Civils, & autres nos Justiciers, qu'il appartiendra, SALUT : Notre amé le sieur LEROY, Nous a fait exposer qu'il désireroit faire imprimer & donner au Public *la Pratique des Accouchemens* ; s'il Nous plaisoit lui accorder nos Lettres de Privilege pour ce nécessaires. A CES CAUSES, voulant favorablement traiter l'exposant, Nous lui avons permis & permettons par ces Présentes, de faire imprimer ledit Ouvrage autant de fois que bon lui semblera, & de le vendre, faire vendre & débiter par tout notre Royaume, pendant le tems de six années consécutives, à compter du jour de la date des présentes. FAISONS défenses à tous Imprimeurs, Libraires, & autres Personnes, de quelque qualité & condition qu'elles soient, d'en introduire d'impression étrangere dans ou au lieu de notre obéissance, comme aussi l'imprimer, ou faire imprimer, vendre, faire vendre, débiter, ni contrefaire ledit Ouvrage, ni d'en faire aucuns Extraits sous quelque prétexte que ce puisse être, sans la permission expresse & par écrit dudit Exposant ou de ceux qui auront droit de lui, à peine de confiscation des exemplaires contrefaits, de trois mille livres

d'amende contre chacun des contrevenants, dont un tiers
à nous, un tiers à l'Hôtel-Dieu de Paris, & l'autre tiers
audit expofant, ou a celui qui aura droit de lui, & de tous
dépens, dommages & intérêts; A LA CHARGE que
ces Préfentes feront enregiftrées tout au long fur le Regiftre de la Communauté des Imprimeurs & Libraires de
Paris dans trois mois de la date d'icelles : que l'impreffion dudit Ouvrage fera faite dans notre Royaume &
non ailleurs, en beau papier & beaux caracteres, conformément aux Reglemens de la Librairie, & notamment
à celui du 10 Avril 1725, à peine de déchéance du Préfent
Privilege; qu'avant de l'expofer er vente, le manufcrit
qui aura fervi de copie à l'impreffion dudit Ouvrage, fera
remis dans le même état où l'Approbation y aura été
donnée, ès mains de notre très cher & féal Chevalier,
Garde des Sceaux de France, le fieur HUE DE MIROMENIL,
qu'il en fera enfuite remis deux Exemplaires dans notre
Bibliotheque publique, un dans celle de notre Château
du Louvre, un dans celle de notre très cher & féal Chevalier Chancellier de France, le fieur DE MAUPEOU, &
un dans celle dudit fieur HUE DE MIROMENIL ; le tout
à peine de nullité des Préfentes. Du contenu defquelles
vous mandons & enjoignons de faire jouir ledit Expofant & fes ayants caufe, pleinement & paifiblement, fans
fouffrir qu'il leur foit fait aucun trouble ou empêchement.
VOULONS que la copie des Préfentes, qui fera imprimée
tout au long, au commencement ou à la fin dudit Ouvrage, foit tenue pour duement fignifiée ; & qu'aux Co-
pies collationnées par l'un de nos amés & féaux Confeillers,
Secretaires, foi foit ajoutée comme à l'Original. COMMAN-
DONS au premier notre Huiffier, ou Sergent fur ce requis,
de faire pour l'exécution d'icelles, tous actes requis &
néceffaires, fans demander autre permiffion, & nonobftant
clameur de Haro, Charte Normande, & Lettres à ce contraires. Car tel eft notre plaifir. DONNÉ à Verfailles le
trente-unieme jour du mois de Décembre, l'an de grace
mil fept cent foixante-quinze, & de notre Regne le
deuxieme. Par le Roi en fon Confeil.

LEBEGUE, avec paraphe.

Regiftré fur le Regiftre **XX** *de la Chambre Royale & Syn-*

dicale des Libraires & Imprimeurs de Paris , n°. 155,
fol. 77 , conformément au Réglement de 1723. Qui fait
défenses , article IV, à toutes personnes, de quelque qualité & condition qu'elles soient , autres que les Libraires &
Imprimeurs , de vendre , débiter , faire afficher aucuns Livres
pour les vendre en leurs noms , soit qu'ils s'en disent les
Auteurs ou autrement , & à la charge de fournir à la
susdite Chambre huit Exemplaires prescrits par l'article
CVIII. du même Réglement. A Paris , ce 9 Janvier 1776.

HUMBLOT, Adjoint.

FAUTES A CORRIGER.

Page 11, *ligne 22*, Cette pratique qui tenoit, *lisez*, qui tendoit.

Page 93, *lig.* pénultieme, sépare, *lis.* se pare.

Page 100 *lig.* 14, a *lis.* la.

Page 152, *lig.* 23, où s'est formé, *lis.* où il s'est formé.

Page 165, *lig.* 7, séjour, *lis.* jour.

Page 187, *lig.* 19, contois, *lis.* comptois.

Page 191, *lig.* pénultieme, conduirons, *lis.* conduiront.

www.ingramcontent.com/pod-product-compliance
Lightning Source LLC
LaVergne TN
LVHW021437170726
843501LV00005B/1377